間違いだらけの腸活の常識

藤田紘一郎

X-Knowledge

まえがき

嫌いな食べものは健康によくない

一般的に、「偏食」はよくないことだといわれます。嫌いな食べものがあると、「栄養バランスが悪くなって健康によくない」というのが理由のようです。

しかし何でもよく食べる人でも、苦手な食べものの1つや2つは必ずあるものです。その苦手な食べものを無理して食べることは必ずしも健康によいとはいえないのです。

例えば、子どもの頃からニンジンが嫌いで、大人になってからは無理して食べているが、「少しもおいしいとは思えない」というのであれば、がまんして食べる必要はありません。

他に好きな野菜があれば、ニンジンを食べないからといって、栄養バランスが悪くなることはありません。それよりも、嫌いなものをがまんして食べることのデメリットのほうが大きいのです。

嫌いなものを食べるのはストレスです。そして食事中にストレスを感じると、腸は緊張して働きが悪くなります。それがきっかけで腸内環境が悪化し、さまざまな体の不調をまねいてしまうのです。

そもそも食べものの好き嫌いを知っているのは「腸」です。この世の中には脳を持たず、腸だけで生きている生物が存在します。

その生物たちは毒の入ったものは基本的に食べません。万が一、体に悪いものが体の中に入ってきても、体内に吸収せず、そのまま排泄します。その食べものが体にとってよいものか、そうでないかを腸が判断しているのです。

人間の腸も、脳とは自立して働いていて、食べものに関しては、この生物と同じような判断をしています。つまり嫌いな食べものは、腸が嫌いな食べものなのです。

実は**嫌いな食べものは、無理して食べても栄養にならない**こともあります。その鍵を握っているのが腸内細菌です。

腸内細菌は私たちと共存する微生物ですが、その役割の1つが、人間が自分の力で分解できない栄養素を分解してくれることです。

しかし、その栄養素を分解してくれる腸内細菌が、その人の腸にいなかったら、腸はその食べものを好みません。それがあなたにとっての嫌いな食べものです。

一方、腸は好きな食べものも教えてくれます。**腸が好む食べものを積極的に食べるほうが健康にはずっとよい**のです。

本書は、食べものの好き嫌いを教えてくれる「**腸の声**」に従って食べることで、健康に役立てようという内容になっています。

脳がだまされて好きになった食べもののもある

ところが現代人は、腸の声に従って生きるのが難しくなっています。なぜなら現代人は、脳をやたらと使うようになってしまったからです。

本来、食べものに関することは腸にまかせ、脳はそれ以外のことだけを考えればよいのですが、実際はそうなっていません。

その1つが、私たちを誘惑するファストフードやジャンクフードといった加工食品の誘惑です。

例えば、食べ始めたら「やめられない、止まらない」といわれるジャンクフードですが、実をいうと、決して好きで食べているわけではありません。

これは、**脳がだまされて好きになっているだけ**なのです。私は「脳はバカで、腸はかしこい」といつもいっていますが、バカな脳は簡単にだまされてしまうのです。

バカな脳は「体によいか、悪いか」よりも、**「気持ちがよいか、悪いか」**を求めがちです。ジャンクフードをやめられないのも、それが脳にとって気持ちがよいことだからです。

特に精神的なストレスが多い現代人は、そのストレスを解消するため、快楽を求めます。ストレスの解消法は人によってさまざまで、例えばスポーツ観戦であったり、買い物であったりしますが、ストレスの解消法の1つに脳が喜ぶ食べものを食べる方法があります。

脳が喜ぶ食べものといえば、みなさんが思い浮かべるのはケーキやチョコレート、アイスクリームや和菓子といった甘い食べものではないでしょうか。ストレスを感じたときに甘いものを食べると、頭がスッキリするという経験をした人も多いことでしょう。

実は甘いものは、脳をだまして快楽を与える食べものの代表です。なにしろ砂糖は「脳が喜ぶ栄養素」であるブドウ糖のかたまりですから、気持ちよくならないはずがありません。その快楽が忘れられないため、同じようなストレスに直面すると、また甘いものに手が出てしまうのです。

腸によい食べものも、とりすぎると体に悪い

このように「偏食」には腸が教えてくれる偏食と、だまされた脳による偏食の2種類があります。

本書では、だまされた脳をリセットして、腸の好き嫌いに従って食べる方法を紹介しています。

腸に従って食べるには、腸を健康に保つことが不可欠です。では、腸を健康にするにはどうすればよいのでしょうか？

たぶん多くの人は知っているのではないかと思いますが、腸の健康の鍵を握るのは腸内細菌です。

腸内細菌の働きがよくなると、便秘や下痢が解消するなどといったお腹への直接的な効果のほか、病気を寄せ付けない免疫力も高まります。

そこで最近のテレビや雑誌などでは、「腸活」と称して腸内細菌の働きをよくする方法をよく特集しています。


腸活とは「腸内環境をよくする活動」を意味しますが、その1つはヨーグルトでしょうか。ヨーグルトに含まれるビフィズス菌や乳酸菌は、腸内細菌の働きをよくするといわれ、腸の健康のために積極的に食べている人もたくさんいます。

しかし、ヨーグルトは、本当に、腸の健康によいのでしょうか？　実は、ヨーグルトを食べれば誰でも腸内細菌の働きがよくなるとは限りません。

逆にヨーグルトを始め、**腸によいといわれる食べものを食べすぎたことが原因で、**

体調を崩すこともあるのです。腸によいといわれる食べものでも、食べ過ぎは腸活の妨げになります。

そこで本書では、腸内細菌の働きをよくして丈夫な腸をつくる正しい腸活法についても紹介しています。

長生きする人は偏食が多い

だまされた脳をリセットして、腸内細菌の働きをよくすれば、腸が健康になり、腸の声がよくみなさんの耳に聞こえるようになります。

もちろん「腸の声が聞こえる」というのは比喩ですが、私の経験では腸が健康になると、腸が喜んでいるかどうかがわかるようになります。

それさえわかれば、本当に腸が食べたいものや、本当に腸が嫌いな食べものもわかります。

腸が嫌いな食べものは、食べる必要はありません。腸はその食べものの代わりになるものを必ず教えてくれます。

本書で述べていますが、100歳以上の長寿者は偏食の人が多い傾向が見られます。たぶんこういう人たちは、頭で考えて食べているのではなく、腸の声に従って食べているからなのでしょう。

例えば「高齢者は肉を控えるべきだ」という風潮がありますが、これはまったくの誤りです。むしろその風潮を真に受けて、頭で肉を拒絶した結果、寿命を縮めているのです。

逆に腸の声に従って、**高齢になっても肉をしっかり食べている人のほうが長生き**できるのです。

本書では腸を健康にするための方法をたくさん紹介していますが、大事なことはここで紹介している方法をすべて実践することではありません。

紹介しているのはあくまで基本的な原則です。最終的な判断は、自分の腸の声に従ってください。腸が喜ぶものを食べること。それが正しい腸活法なのです。

藤田紘一郎

目次

第1章

腸にいいものをたっぷりとっているのになぜ不調？

第2章

食べものの好き嫌いは腸内細菌が決める

第3章 脳にだまされるとジャンクフードが欲しくなる

第4章

腸によいことばかりの生活だと体調不良になる

第5章 腸が嫌がるものを食べると腸に穴があく

第6章

2週間で腸のデブ菌が減り、ヤセ菌が増える

第7章
腸を強くして免疫力を高める食事の法則

ブックデザイン／大場君人
本文デザイン・DTP／平野智大（マイセンス）
取材・執筆／福士 斉
イラスト／ガリマツ

第1章

腸にいいものをたっぷりとっているのになぜ不調？

大ブームの「腸活」。
でも本当にこれでお腹の
調子がよくなるのか？

腸の健康に関心を持つ人が増えてきた

病気を予防したり、長生きするためには腸の健康が欠かせません。私はこのことを、何十年にもわたって発言したり、文章にしてきました。手前味噌な言い方で恐縮ですが、ようやく時代が私に追いついてきたように思います。

というのは、最近は「腸活」が大ブームになっているからです。腸活とは「腸内環境を整えて健康なカラダを手に入れる活動」のことですが、腸内環境がよくならなければ、病原菌が体内に侵入するのを防げませんし、病気を自分で治す免疫力も発揮されません。こうした知識が、ようやく多くの国民に浸透してきたのでしょう。

腸内環境を整える食品の1つにヨーグルトがありますが、最近のスーパーマーケットのヨーグルト売り場を見ると、いろんなメーカーのヨーグルトが所狭しと並んでいます。

なぜヨーグルトが腸活によいかというと、ヨーグルトの中には生きた乳酸菌が含まれているからです。

ヨーグルトの乳酸菌は体の中に入ると、腸の中にもともと棲《す》んでいる乳酸菌や腸でよい働きをする腸内細菌を増やします。

ところが、ヨーグルトに含まれる乳酸菌と腸内細菌には相性があります。自分に相性のよい乳酸菌が見つかれば、その分、腸内環境も改善しやすくなるのです。

そのため、最近は自分の腸内細菌と相性がよい乳酸菌を見つけようと、何種類ものヨーグルトを食べ比べる人も珍しくないそうです。


腸活に関心のある人なら、腸内細菌についてある程度の知識を持っているかもしれませんが、そうでない方のために、簡単に説明しておくことにしましょう。

腸の中には腸内細菌という生き物（微生物）が棲みついています。腸内細菌は腸の働きをよくする「善玉菌」と、腸の働きを悪くする「悪玉菌」に大きく分けられます。善玉菌が増えれば善玉菌が優勢な腸内環境になりますし、悪玉菌が増えれば悪玉菌が優勢な腸内環境になります。

厳密には、状況に応じて善玉菌になったり悪玉菌になったりする「日和見菌」というものが存在するのですが、これについては第2章で詳しく説明します。いずれにしても、腸活のポイントは、善玉菌が優勢な腸内環境にすることです。

ヨーグルトを食べても腸の調子が悪い人もいる

ヨーグルトには善玉菌を増やす乳酸菌が含まれていますから、毎日食べていれば腸内環境が少なからず改善されてくるはずです。

私自身も善玉菌優位を目指し、ヨーグルトを食べることがありますし、この本を読まれている方の中にも、ヨーグルトを食べてお腹の調子がよくなった経験をお持ちの方がいるのではないでしょうか。

ところが、毎日せっせとヨーグルトを食べているのに、ちっともお腹の調子がよくならないという人もいます。

こういう人は、いろんなヨーグルトを食べ比べていることが多いので、単なる相性の問題でもなさそうです。

実は、腸活のために毎日ヨーグルトを食べていても、お腹の調子を悪くする人もいるのです。

食物繊維やオリゴ糖をとっても腸は絶不調

ヨーグルトだけではありません。腸活のために野菜を毎日たっぷり食べている人の中にも、お腹の調子が悪いと訴える人がいます。

野菜が腸活によいのは、野菜に含まれる食物繊維が腸内環境を整えてくれるからです。

食物繊維は、水に溶けない**不溶性食物繊維**と、水に溶ける**水溶性食物繊維**の2種類がありますが、いずれもお腹の調子をよくする働きがあります。

不溶性食物繊維は水分を吸収して便のカサを増やして排便を促すので、便秘の解消などに効果的です。

一方、水溶性食物繊維は腸内で分解されると善玉菌のエサになるため、たくさんとると善玉菌が増えてくるのです。

水溶性食物繊維にはキャベツや大根、キノコ類、海藻類に豊富ですが、これらを積極的にとっているのに、お腹の調子がよくならないという人がいるのです。

またタマネギやアスパラガス、ゴボウなどの野菜にはオリゴ糖という糖の仲間が豊富に含まれています。このオリゴ糖も腸内細菌のエサになります。

よくバナナを食べるとお腹の調子がよくなるといいますが、これはバナナにオリゴ糖が多く含まれているからです。

ところが、オリゴ糖の豊富な野菜やバナナを積極的に食べているのにもかかわらず、「腸が絶不調」という人がいるのです。いったいこれは何が原因なのでしょうか。

発酵食品を食べても体調は変わらない

発酵食品も腸活によい食べものといわれています。その1つに納豆があります。納豆は、蒸した大豆を納豆菌という細菌で発酵させて作ります。

昔の納豆はワラに包まれていましたが、納豆菌はワラに棲んでいる細菌なのです。

しかし、今の納豆のほとんどは培養した納豆菌を大豆に振りかけて作ります。それでも納豆菌そのものの効能は変わりません。

腸活のために、毎日必ず納豆を食べるという人も珍しくありません。かくいう私も腸のために納豆を毎日食べていたことがありました。

納豆にはいろいろな細菌類が含まれていますが、ほとんど日和見菌に属する腸内細菌と共通しています。したがって納豆を食べると腸内環境を整える働きがあります。


腸活によい食品として最初に取り上げたヨーグルトも、牛乳を乳酸菌で発酵させた発酵食品の1つです。

また、日本の漬けものや韓国のキムチなども、野菜を乳酸菌で発酵させて作るので、ヨーグルトと同じように善玉菌を増やして腸内環境を整える働きがあります。

このように、発酵食品は私たちにとって身近な存在です。みそやしょう油、塩麹《しおこうじ》、日本酒は麹菌を用いた発酵食品です。

特に、みその中には麹菌が生きているものもあります。手作りのみそなら間違いなく麹菌が生きています。

麹菌が生きているみそは、常温で保存すると発酵が進み、色も濃くなってくるほか、味も変化します。これは麹菌が生きているからです。

麹菌を使った発酵食品で、腸活によいとブームになったのが甘酒で、善玉菌を増やして腸内環境を改善するほか、オリゴ糖を豊富に含むことも知られています。


腸内環境をよくしようと、こうした発酵食品を積極的にとっている人も多いと思いますが、にもかかわらず、腸内環境が改善したという実感のない人も多いのです。

こうした発酵食品の効能は私も研究してきましたが、毎日積極的に食べているのに、便秘になったり、お腹にガスがたまったり、お腹が痛くなったりといった不調を訴える人が実に多いのです。

実は私自身もこのような経験があるのです。私は腸内細菌の専門家ですから、普通の人以上に腸活を意識した食生活をしてきました。

2年前、お腹にガスがたまっておならが出たり、ゲップが出るといった不調に悩まされることになりました。

そしてその原因を追及していったところ、過剰な腸活がお腹の不調を引き起こしていることがわかったのです。

腸活によいといわれている
食べものをとりすぎると
「小腸内細菌増殖症」を発症し、
さまざまな病気の原因に

腸内細菌の増えすぎが不調の原因に

腸内環境をよくする食品を毎日欠かさず食べてきたのに、どうして私のお腹の調子が悪くなってしまったのでしょうか。

この原因をきちんと探らないと、私がこれまで本で書いてきたことがウソになってしまいます。そこで、自分の体に何が起こっているかをよく考えてみました。

そして1つの仮説として浮かび上がったのが、私が**「腸内細菌が増えすぎる病気」**にかかってしまったのではないかということでした。

その病気とは**「小腸内細菌増殖症」**です。英語の病名（Small Intestinal Bacterial Overgrowth）の頭文字をとって**「SIBO（シーボ）」**とも呼ばれます。

シーボは小腸内細菌増殖症の名のとおり、小腸の中の細菌が増える病気です。小腸内に細菌が増えすぎると、その細菌が多量のガスを発生させるため、ガスがたまってお腹が張ったり、ゲップが出たり、おならが出る、といった症状が出てくるのです。

どれも私が経験した症状ばかりです。

きっと私はシーボになっていたに違いないと思い、シーボについてさらに詳しく調べてみることにしました。

便秘と下痢を繰り返す「過敏性腸症候群」も、そのほとんどはシーボが原因といわれています。

シーボの症状はお腹の不調だけにとどまりません。よく知られているのが、湿疹やニキビなどの肌の不調、不眠、うつ、貧血、肥満（逆にやせることも）などの症状です。

ではどうして腸内細菌が増えすぎることによって、このような症状が出てくるのでしょうか。貧血を例に説明しましょう。

血液の主成分である赤血球を作るためにはビタミンB_{12}が必要です。ビタミンB_{12}が欠乏すると、赤血球を正しく合成できなくなるため貧血になります。

一方、腸内細菌は私たちが食べたものの一部をエサにして生きています。その中にビタミンB_{12}が豊富な食品をエサにする細菌がいます。

この細菌が増えすぎると、腸からビタミンB_{12}を吸収する前に、細菌がビタミンB_{12}を食べてしまうので、**宿主である人間の栄養素になりません。**このためビタミンB_{12}が欠乏し、その結果、貧血の症状が出てくるのです。

シーボの症状が出ている人に腸活食は禁物

シーボの人が腸活食として知られるヨーグルトや食物繊維、オリゴ糖、発酵食品などを、今までどおりの量を食べ続けるのは禁物です。理由は、不調を引き起こしている腸内細菌をさらに増やしてしまうからです。

小腸の中にいる腸内細菌が最もエサとして好むのが「発酵性の糖質」です。サツマイモを食べるとおならが出るのは、サツマイモの糖質がお腹の中で発酵して、ガスを発生させているのです。

このような発酵性の糖質のことを「FODMAP（フォドマップ）」といいます。フォドマップを多く含む食品を「高フォドマップ食」、逆に少ない食品を「低フォドマップ食」といいます。次のページに高フォドマップ食品と低フォドマップ食品を表にまとめましたのでご覧ください。

お腹の調子が悪い人が食べてよい食品、控えたほうがよい食品

穀物

NG 高FODMAP	OK 低FODMAP
・大麦 ・小麦 ・パン （大麦、小麦、ライ麦） ・ラーメン（小麦） ・パスタ ・うどん ・そうめん ・クスクス（小麦） ・とうもろこし ・ピザ ・お好み焼き ・シリアル （大麦、小麦、オリゴ糖、ドライフルーツ、ハチミツを含むもの） ・ケーキ ・パイ ・パンケーキ ・焼き菓子 など	・米　玄米 ・米粉類 ・そば（10割） ・グルテンフリーの食品 ・オート麦 ・シリアル （米、オート麦） ・タコス ・スターチ ・コーンスターチ ・タピオカ ・ポテトチップス（少量） ・オートミール ・コーンミール ・こんにゃくめん ・ビーフン ・フォー など

野菜・いも

NG 高FODMAP	OK 低FODMAP
・アスパラガス ・豆類 （大豆、さやえんどう、ひよこ豆、レンズ豆、あずき） ・納豆 ・ゴーヤ ・ねぎ ・タマネギ ・にんにく ・にら ・カリフラワー ・ゴボウ ・セロリ ・キムチ ・フライドポテト ・きくいも ・さつまいも ・マッシュルーム ・らっきょう ・ちりめんキャベツ （サボイキャベツ） ・たろいも など	・なす ・トマト、ミニトマト ・ブロッコリー ・にんじん ・ピーマン ・とうがらし ・ほうれん草 ・かぼちゃ ・きゅうり ・じゃがいも ・しょうが ・オクラ ・レタス ・ダイコン ・たけのこ ・もやし ・チンゲン菜 ・白菜 ・かぶ ・キャベツ ・ヤム芋 ・ズッキーニ ・パセリ ・ラディッシュ ・オリーブ ・パクチー など

飲み物

NG 高FODMAP	OK 低FODMAP
・アップルジュース ・マンゴージュース ・オレンジジュース ・梨ジュース ・レモネード（加糖） ・ウーロン茶 ・ハーブティー（強い物） ・麦芽コーヒー ・シリアルコーヒー （穀物飲料） ・チャイ ・カモミールティー ・ハチミツ入りジュース ・エナジードリンク ・マルチビタミンジュース ・ポートワイン ・ラム ・シェリー ・甘いワイン ・甘いスパークリングワイン ・リンゴ酒 など	・紅茶 ・コーヒー （ストレートコーヒー） ・緑茶 ・レモンジュース ・ライムジュース ・クランベリージュース ・ビール ・ジン ・ウォッカ ・ウイスキー ・甘くないワイン ・甘くないスパークリング・ワイン ・タピオカティー ・ペパーミントティー ・チャイ（薄いもの） ・レモネード（無糖） ・水、ミネラルウォーター ・白茶 （ホワイトティー・中国茶） ・日本酒 など

お詫びと訂正

『間違いだらけの腸活の常識』
ISBNコード：9784767826301

本書 31 ページにて誤りがございました。
下記の通り訂正し、関係各位に深くお詫び申し上げます。

【訂正箇所】
31ページ
（誤）出典：Monash University
（正）参考：江田証著『なんだかよくわからない「お腹の不調」はこの食事で治せる！世界が認めた低 FODMAP 食事法』（PHP 研究所）、出典：Monash University

肉・魚・卵・ナッツ・スパイス

NG 高FODMAP	OK 低FODMAP
・ソーセージ ・カシューナッツ ・ピスタチオ ・アーモンド（20粒以上） ・あずき ・わさび ・あんこ ・きな粉 など	・ベーコン ・ハム ・豚肉 ・牛肉（赤身） ・鶏肉 ・羊肉 ・魚介類（エビ・サーモン） ・卵 ・七面鳥 ・アーモンド（10粒以下） ・ヘーゼルナッツ ・くるみ ・ピーナッツ ・栗 ・松の実 ・かぼちゃの種 ・ミント ・バジル ・カレー粉 ・チリパウダー ・唐辛子 など

調味料・その他

NG 高FODMAP	OK 低FODMAP
・ハチミツ ・オリゴ糖 ・コーンシロップ（果糖ブドウ糖液糖としてジュースに入っている） ・ソルビトール、キシリトールなどの甘味料 ・アップルソース ・トマトケチャップ ・カスタード ・バーベキューソース ・カレーソース ・ブイヨン ・缶詰のフルーツ ・固形のスープの素 ・絹ごし豆腐 ・バルサミコ酢 ・豆乳（大豆由来） など	・マヨネーズ（小さじ3まで） ・オリーブオイル ・酢 ・缶詰のトマト ・ココア ・ココナッツオイル ・ココナッツクリーム ・ココナッツウォーター ・魚油 ・キャノラー油 ・オイスターソース ・ウスターソース ・マーマレード ・ピーナッツバター ・酵母 ・普通の豆腐 ・メープルシロップ ・豆乳（大豆抽出物由来） ・味噌 など

乳製品など

NG 高FODMAP	OK 低FODMAP
・牛乳 ・乳糖を含む乳製品全般 ・ヨーグルト ・アイスクリーム ・クリーム類全般 ・ラッシー ・ミルクチョコレート ・ホエイチーズ ・プロセスチーズ ・カッテージチーズ ・クリームチーズ ・プリン ・コンデンスミルク など	・バター ・マーガリン（牛乳を含まないもの） ・ラクトフリー（乳糖が入っていない）製品 ・アーモンドミルク ・ブリーチーズ ・バターチーズ ・カマンベールチーズ ・チェッダーチーズ ・ゴルゴンゾーラチーズ ・モッテァレラチーズ ・パルメザンチーズ など

果物

NG 高FODMAP	OK 低FODMAP
・リンゴ ・すいか ・あんず ・もも ・なし ・グレープフルーツ ・アドガド ・ライチ ・柿 ・西洋なし ・パパイヤ ・さくらんぼ ・干しぶどう ・プルーン ・ざくろ ・ブラックベリー ・いちじく ・グァバ ・すもも ・プラム ・マンゴー ・これらを含んだジュース ・ドライフルーツ など	・バナナ ・いちご ・ココナッツ ・ぶどう ・メロン ・キウイ ・オレンジ ・みかん ・レモン ・キンカン ・パイナップル ・ザボン ・ライム ・ラズベリー ・ブルーベリー ・クランベリー ・スターフルーツ ・ドリアン ・ドライフルーツ など

※出典：Monash University

シーボは免疫力を低下させる

いかがでしたか？　代表的な腸活食であるヨーグルト、オリゴ糖、納豆などはすべて高フォドマップ食品に入っていることがわかります。

これらの食品をエサにした腸内細菌はガスを発生させますが、大腸にガスが発生しても、おならが出るくらいで大きな問題はありません。もともと大腸はガスがたまってもいいように、柔軟な構造をしています。

大腸よりも腸内細菌の数が少ない小腸は、ガスがたまることはほとんどないといわれています。

しかし小腸に細菌が増えすぎると、小腸にもガスがたまります。ところが小腸は大腸に比べて細長いので、ガスでパンパンに膨らんでしまうのです。

そして小腸が膨らんだり、ガスが通過して伸びたり縮んだりを繰り返すと、小腸の粘膜が傷つきます。

小腸は免疫の要ともいえる器官です。つまり小腸が傷つくと免疫力も低下してしまうのです。

免疫とは体を守るしくみのことです。病原菌やウイルスは外部から私たちの体の中に侵入して感染症を引き起こします。

例えば、インフルエンザのウイルスが侵入すると、全身をパトロールしている免疫細胞（白血球の成分）がやってきて、ウイルスを攻撃して排除します。

そのため免疫力の高い人は、ウイルスが増殖する前に排除できるので、インフルエンザの発症を防ぐことができるのです。

ところが免疫力が低下していると、増殖を防ぐことができません。インフルエンザウイルスが流行しているときに、一緒に外に出かけても、発症する人としない人がいるのは、免疫力の差なのです。

さらに免疫はがんを始め、さまざまな病気に対する自己治癒力にも大きく関わっています。

シーボが慢性化して、小腸が痛めつけられると、このような免疫を調整する力も低下してしまうのです。

嫌いなものを無理して食べていませんか？健康情報に惑わされない正しい食べ方を知る

便の約半分は腸内細菌

腸の中にどれだけたくさんの腸内細菌がいるかをイメージしてもらうには、便が何でできているかを知ることが1番です。

実は便の成分の約2分の1が、生きた腸内細菌と死んだ腸内細菌、4分の1が腸からはがれ落ちた粘膜です。

そして残り4分の1が食べかすということになりますが、便は水分を含んでいるので、それを除くと純粋な食べかすの量は全体の5％ぐらいにしかなりません。

なんと**便の半分を腸内細菌が占めている**のです。また4分の1が腸の粘膜というのも驚かれる人が多いのではないでしょうか。

便の中の腸粘膜というのは、正しくは役目を終えた腸粘膜の細胞で、そのほとんどは小腸の細胞です。

便に含まれる腸粘膜の死骸のほとんどが小腸の粘膜であるのは、小腸粘膜の寿命がとても短いからです。
小腸粘膜は24時間ほどで死滅し、新しい粘膜と入れ替わります。そして死滅した粘膜細胞ははがれ落ちて、便として排泄されるのです。

小腸の粘膜は、これほど早いスピードで入れ替わるので、がんになることはほとんどありません（ごくまれに「小腸がん」の症例がある）。これは、粘膜にがん化する異常な細胞ができても、すぐにはがれ落ちてしまうからです。

これに対して、大腸は寿命が長いので、粘膜細胞ががん化して、大腸がんになることが多いのです。

大腸は腸内細菌の貯蔵庫

腸内細菌は大腸にも小腸にも棲んでいますが、その数はかなりの差があります。1グラムあたりの腸内細菌の数は小腸では1０００万個以上存在しますが、大腸では1０００億個といわれているのです。

大腸と比べると、小腸の細菌の数はずいぶん少ないですが、小腸の細胞は大事な役割をしています。

その1つが、先ほど述べた免疫の調整ですが、その他、ホルモンの分泌、ビタミンの合成なども小腸にいる細菌の助けを借りなければできません。

これに対し、大腸にいる細菌は便を作ることと小腸に細菌を補給するのが主な役割です。つまり大腸には小腸の細菌の貯蔵庫という役割があるのです。

小腸に細菌が不足すれば、大腸から細菌が送り込まれます。このため、小腸に細菌が足りなくなることはありません。


ところが、大腸の腸内細菌が増えすぎると、貯蔵庫が満杯になってしまいます。このため、小腸に細菌が増えてしまうのです。

実際のところ、なぜ小腸の細菌が増えすぎてしまうのか、そのメカニズムはよくわかっていません。

しかし高フォドマップ食を低フォドマップ食に替えるとシーボが改善することがわかっているので、少なくとも小腸への供給元である大腸の細菌を減らすことには意味があると考えられます。

腸活食品をとりすぎていませんか?

テレビや雑誌などでとりあげられる健康法には流行廃《すた》りがあります。また、ブームになった健康法の中には、科学的に見て裏付けが乏しいものも少なくありません。そして現在の健康ブームといえば、腸内環境をよくする健康法、すなわち腸活ということになるのでしょう。

腸活ブームには腸内細菌の専門家である私も、少なからず寄与してきたと思っています。また腸活は怪しげな健康法に比べれば、科学的な裏付けがある健康法の1つだと自負しています。

ただマスコミから流される腸活情報は、腸によいから「これを食べなさい」というだけで、「どれくらいとったらよいか?」といった情報が抜け落ちています。

私自身もそうでした。ブームになるずっと前から腸活食を実践してきたわけですが、お腹にガスがたまって、ゲップやおならに悩まされるようになったのです。

そして、自分はシーボの疑いがあると思って、高フォドマップ食を控えめにしたところ、症状が2週間ほどで改善したのです。

2週間で改善したことで、私は自分がシーボであったことを確信しました。なぜ2週間なのかは4章でも詳しく述べますが、食事を変えると腸内環境は2週間でガラリと変わるのです。

嫌いなものは無理して食べてはいけない

そもそも、ブームに乗って腸活食を食べている人は、本当にその食べものが好きで食べているのでしょうか。

例えば腸活食の代名詞ともいえるヨーグルトですが、昔から食べていたという人は少ないと思います。

もちろん、最近食べ始めたとしても、おいしいと思って食べるのならよいのですが、中には好きでもないのに無理して食べている人もいるのではないでしょうか。

マスコミから流れる「健康によい」という情報の中で、嫌いなものを無理して食べることほど健康に悪いことはありません。

何より、嫌いなものを無理して食べて、その結果、体調が悪くなったのでは、それこそ本末転倒です。

そうならないためには、マスコミなどから流される腸活情報を鵜呑みにしないことです。人の性格が十人十色といわれるように、その人の体に本当に合った食べものも人によって違ってあたりまえです。

健康になりたいなら、嫌いなものを食べるのはやめて、好きなものだけ食べることです。次章から、その理由について詳しく説明することにしましょう。

第2章

食べものの好き嫌いは腸内細菌が決める

善玉菌と悪玉菌は腸内細菌のたった3割。それ以外の日和見菌が健康の善し悪しを決める

嫌いな食べものを残すのは悪いことではない

誰でも食べものの好き嫌いはあるものです。嫌いな食べものは口をつけず、必ず残すという人もいるでしょう。

またそれほど好きではないが、「出されれば無理して食べる」場合もあるでしょう。それも含めてここでは「嫌いな食べもの」と呼ぶことにします。

例えば、子どもの頃からニンジンが嫌いな人がいるとします。嫌いなので最初は残します。

しかし母親や学校の先生から、「体によいから食べなさい」といわれ、だんだん無理して食べるようになります。

子どもの頃の好き嫌いは大人になるとなくなるといいますが、それは無理して食べているだけなのかもしれません。

自分以外の人が作る料理は、好きな食材ばかりではありません。

でも自分で料理して食べる人なら、嫌いな食材は使わずに調理しているのではないでしょうか。

偏食はなぜ体に悪いのか？

食べものの好き嫌いが激しいことを「偏食」といいます。「必要とする栄養素に偏りがある食事の状態」が本来の意味です。実際、偏食は栄養のバランスを悪くするので体によくないと昔からいわれてきました。

糖質（炭水化物）、脂質（脂肪）、たんぱく質は、3大栄養素といわれています。糖質や脂質はエネルギー源に、たんぱく質は筋肉などの材料になります。

これに対して、野菜類はビタミンやミネラルなどの「微量栄養素」をとるために必要です。

野菜が嫌いでほとんど食べない人は、ビタミンやミネラルが不足しがちなので、栄養素が偏っている、すなわち偏食といわれるのです。

逆に肉が嫌いな人もいます。肉は大事なたんぱく質の供給源なので、不足すると筋肉量が減ってしまいます。

特に高齢者は肉を避ける人が多いため、たんぱく質が不足し、筋肉量が減っている人が増えています。これも偏食の1つです。

どうしてある特定の食べものを嫌いになるのでしょうか。これにはいくつかの理由があるのですが、中でも私が重要視しているのが腸内細菌です。

では、なぜ腸内細菌が食べものの好き嫌いと関わっているのでしょうか。それを明らかにする前に、腸内細菌について説明することにしましょう。

善玉菌と悪玉菌でたった3割

第1章で述べた腸活ブームなどのおかげで、腸内細菌のことは一般の人も知るようになりました。

おそらく一般の人が知っているのは、「腸内細菌には善玉菌と悪玉菌があり、悪玉菌を減らして善玉菌を増やすと健康になる」といった程度かもしれません。

しかし、この認識は完全とは言えません。善玉菌や悪玉菌は腸内細菌のグループを示す言葉ですが、実は**善玉菌と悪玉菌は両方合わせても3割程度**しかいないのです。

悪玉菌が減ろうが、善玉菌が増えようが、3割を大きく超えることはありません。それ以外の約7割は第3の腸内細菌のグループが占めているのです。

第3のグループの名前は**「日和見菌」**です。

腸内細菌の種類は100から2000種以上、その数は100兆個以上といわれています。そのうちの約3割を善玉菌と悪玉菌が占めています。

ヨーグルトの成分として知られるビフィズス菌や乳酸菌は善玉菌のグループです。一方、ウェルシュ菌や大腸菌は悪玉菌のグループです。

それ以外の約7割を占めているのが日和見菌のグループです。「日和見」とは「有利なほうにつこうと形勢をうかがうこと」を意味しますが、日和見菌は善玉菌が増えれば善玉菌に加勢し、悪玉菌が増えれば悪玉菌に加勢します。

このため、腸内環境をよくするには日和見菌を善玉菌の味方につけることが重要になってくるのです。

腸内細菌の3つのグループ

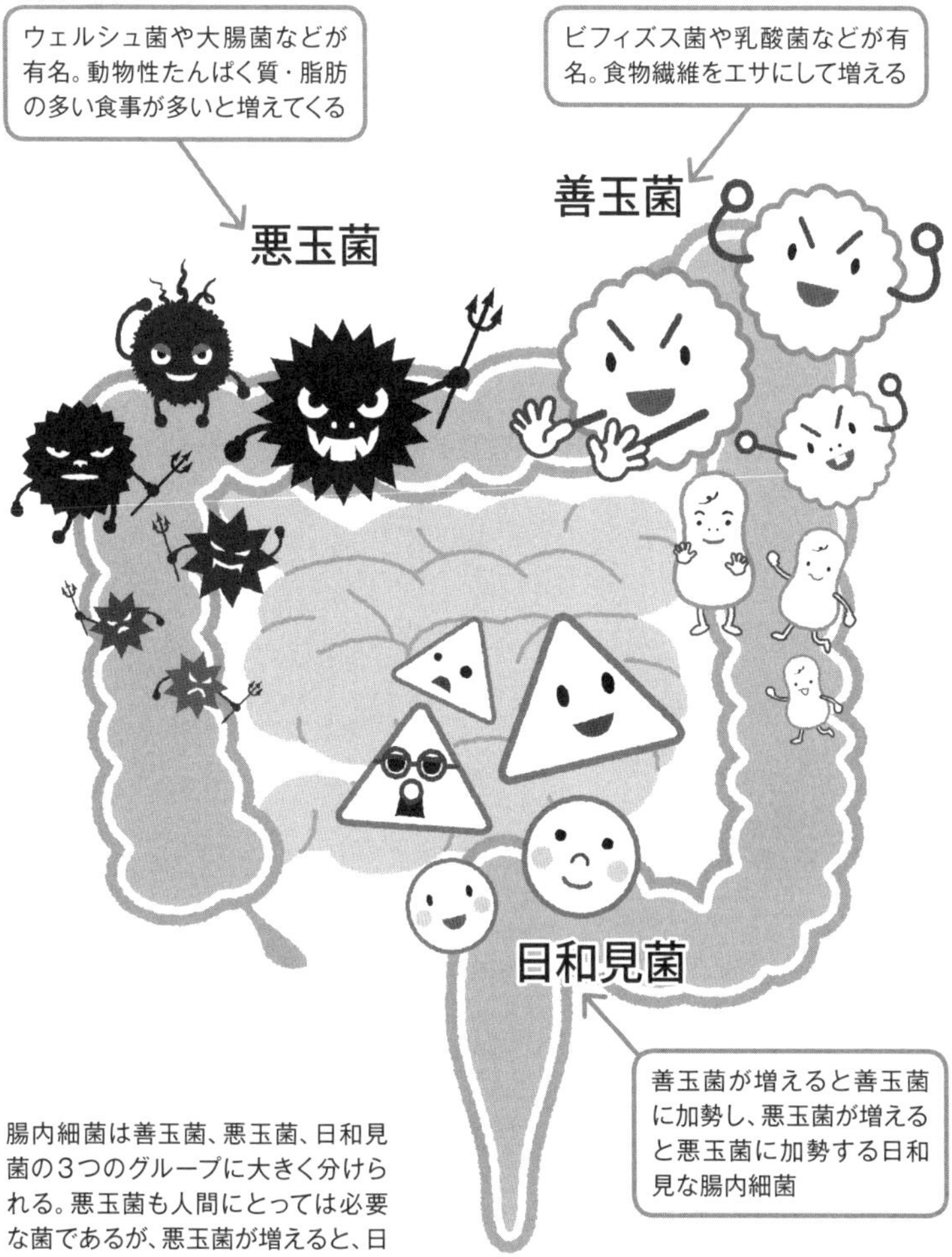
ウェルシュ菌や大腸菌などが有名。動物性たんぱく質・脂肪の多い食事が多いと増えてくる
悪玉菌
ビフィズス菌や乳酸菌などが有名。食物繊維をエサにして増える
善玉菌
日和見菌
善玉菌が増えると善玉菌に加勢し、悪玉菌が増えると悪玉菌に加勢する日和見な腸内細菌

腸内細菌は善玉菌、悪玉菌、日和見菌の3つのグループに大きく分けられる。悪玉菌も人間にとっては必要な菌であるが、悪玉菌が増えると、日和見菌が悪玉菌に荷担し悪さをする

日和見菌のほとんどは私たちのまわりに生息している

善玉菌と悪玉菌を合わせて約3割といいましたが、増えてもどちらかが2割を超えることはほとんどありません。

私たちは便宜的に「悪玉菌」と呼んでいますが、**悪玉菌も人間の体にとって必要な**ものです。ただ増えすぎると悪さを始めるのです。

ところが約3割の中の攻防で悪玉菌よりも善玉菌の数が増えてくると、7割の日和見菌が一気に善玉菌に加勢するようになり、腸内環境が改善されるのです。

日和見菌の多くは、もともと土の中にいる土壌菌です。つまり私たちのまわりのそこら中に生息している細菌なのです。それらの一部が体の中に入り、腸に棲みついたのが日和見菌です。

農家で育った子どもには、アトピーや喘息を発症することが少ないといわれています。

子どものアトピーや喘息は、免疫のバランスが崩れることで発症しますが、免疫に最も大きく関わっているのが腸内環境です。

一方、農家の子どもは土に触れる機会が多いので、さまざまな土壌菌を取り入れるチャンスがあります。農家の子どもにアトピーや喘息が少ないのは、それらの土壌菌が腸内の日和見菌となることで、免疫バランスの調整に一役買っていると考えられるのです。

ちなみに、納豆に含まれる納豆菌は主にワラの中に棲んでいますが、これも土壌菌の1つです。

実は**納豆を食べても、納豆菌が腸内に定着することはありません。**ところが、納豆菌が腸内に入ると、自分の仲間の土壌菌（日和見菌）を増やします。

もう少し詳しくいうと、納豆菌は腸の中で死滅しますが、死んだ菌体が仲間の細菌を増やす因子になるのです。

このため、悪玉菌が優勢になっている腸内では、納豆を食べても効果がないことがあります。**お腹の調子がよくないときは、納豆は控えたほうがよいのです。**

乳幼児期に多様な細菌を腸の中に取り入れないと免疫のバランスが崩れ、アレルギーを発症することも

1歳半で人間の腸内細菌の種類は決まってしまう

胎児の腸は無菌状態ですが、生まれてくるときから細菌が棲みつき始めます。腸内細菌となる細菌は、目には見えませんがそこらじゅうに存在します。

例えば乳酸菌は空気中にもいる細菌です。ぬか漬けなどの漬けものはこの自然界の乳酸菌の力で発酵させます。このような細菌を体の中に取り入れて、乳児は腸内細菌を増やしていくのです。

そして、どの腸内細菌をその子どもが持つかは1歳半で決まってしまうのです。逆に、1歳半で決定した腸内細菌は一生変わりません。

棲みついた細菌の数は大人になってからでも増やすことができます。しかし、もともと腸内にいない細菌が、大人になってから棲みつくことはありません。つまり、細菌の数は増やせても、種類を増やすことはできないのです。

先ほど、農家の子どもはいろんな土壌菌を持っているといいましたが、それは乳幼児のときに多くの土壌菌と触れる環境にいたからです。逆にそのような環境で育たなければ、腸内細菌の種類は農家の子どもより少なくなります。

子どもに落ちたものを食べさせる理由

さまざまな種類の細菌を取り入れるには、赤ちゃんがいろんなものをペロペロなめるのをやめさせないことです。

赤ちゃんがおもちゃなどをなめるのは、いわば本能ともいえる行動で、体の中にいろんな細菌を取り入れようとしているのです。

ところが最近は「除菌ブーム」で、赤ちゃんが触れるものを徹底的に除菌。そればかりか、おっぱいまで消毒して授乳するお母さんまでいます。

これでは1歳半になるまでに取り入れられる細菌の種類が限られてしまいます。そういう育てられ方をした子どもが自閉症になることは少なくありません。

自閉症の原因の1つに、心の安定に関わる「脳内神経伝達物質」の不足がありますが、こうした脳内神経伝達物質の材料は、腸内細菌の力を借りて腸で作られます。

そのため、私は**腸内細菌の種類が少ないことと、子どもの自閉症の発症には相関関係がある**のではないかと考えています。

また私の2人の娘が子育てするときにも**「子どもを喘息やアトピーにしたくなかったら、テーブルに落ちた食べものも食べさせなさい」**と助言しました。おかげで、孫たちは誰1人、喘息やアトピーを発症していません。

これは私が昔からいっていることです。喘息やアトピーは免疫のバランスが崩れることで起こるアレルギー症状ですが、免疫を調整する最大の器官である腸が元気な人は発症率は低いです。

元気な腸を作るには1歳半になるまでに、多種多様な腸内細菌を棲みつかせなければなりません。しかし除菌だらけの生活では、さまざまな種類の細菌を取り入れるチャンスがないのです。

そこで私は、子どもには「落ちた食べものも食べさせなさい」といっているのです。あまりにも汚い場所に落ちたものを食べるのはさすがにすすめませんが、テーブルや、家の床に落ちた食べものを食べたくらいではお腹を壊すことはありません。それよりも1歳半までに多種類の腸内細菌を取り入れることのほうが大事なのです。

腸内細菌はビタミンを合成している

1歳半までに棲みついた腸内細菌の種類が少ないと、ビタミン不足になることもあります。

ビタミンは「必須栄養素」と呼ばれているように、食べものから必ずとらなければならない栄養素の1つといわれています。

ビタミンの中でも、ビタミンB_2、ビタミンB_6、ビタミンB_{12}、葉酸、パントテン酸、ビオチン、ビタミンKは腸内細菌の働きによって体内で合成することができるのです。

乳幼児期にさまざまな細菌を体に取り入れられなかった人の中には、ビタミンB群の一部が作れない人がいます。

私が知っている人の中にはビタミンB_{12}が作れない人が何人かいます。こうした人の中には、ビタミンB_{12}の不足が原因で神経の異常が起こって腰痛になったり、口唇ヘルペスができやすくなる、といった症状が出てくる人もいるのです。

ビタミンB群は代謝に関わっている大事なビタミンです。例えば糖質や脂質の代謝にはビタミンB_2、たんぱく質の代謝にはビタミンB_6、健康な赤血球を作るにはビタミンB_{12}（28ページ）が必要です。

これらはビタミンB群の仕事のほんの一部ですが、体内の代謝活動を円滑に行うために、腸の中では腸内細菌の力を借りて、ビタミンB群をフル稼働で作っています。

これに対し、ビタミンB群が作れない人は、食べものからビタミンB群を補給するしか手立てがありません。

ビタミンB群が作れない人は、食べものからだけではビタミンB群が十分補給できないので、サプリメント（栄養補助食品）で補っていることが多いようです。

腸内細菌が好む食べものが、その人の好みの味になる

腸内細菌の種類は1歳半までに、どのような環境で育ったかで決まるので、清潔な環境で育った子どもは大人になっても腸内細菌の種類が少なくなります。これは腸内

細菌の多様性が少ないことを意味します。

多様性が少ないと、ビタミンB群が作れない人がいるように、栄養素の合成やホルモンの合成、免疫の調整など、体の中で行われているさまざまな代謝活動のすべてに対応できない場合があるのです。

また**腸内細菌には、食べものの成分を分解する働きもあります。**例えば、食物繊維は人間の消化酵素では分解することができません。食物繊維を分解するのも腸内細菌の仕事なのです。

食べものの成分を分解する能力は、その成分を分解できる腸内細菌を持っていることはもちろん、その数も重要です。食物繊維を分解する腸内細菌が少なければ、すべてを分解することができなくなってしまいます。

腸はこのような事態に備えて、体に必要な食べものを積極的に取り入れようとします。どうして腸にそのような働きがあるのか驚かれる人もいるでしょうが、それについては第3章で詳しく説明します。

例えば、食物繊維を分解する腸内細菌が少ない人が、食物繊維をとりすぎると、下痢をして消化できずに排泄されることがあります。

こういうとき、腸は食物繊維や善玉菌を増やす食べものを欲しがります。ヨーグルトや発酵食品などをとると、お腹の調子がすぐによくなる人は腸がそれらの食品を求めているのです。

それを食べてお腹の調子がよくなると感じている人は、その食品がおいしいと感じられるはずです。

逆に第1章で紹介したシーボの人は、ヨーグルトや発酵食品をいくら食べても、お腹の調子がよくならないばかりか、むしろ悪化することもあります。この場合は、食べても効果がないので、おいしく感じられないのではないでしょうか。「おいしいものは体が欲している」といいますが、実は腸が欲しているのです。

食べものの好き嫌いは腸内細菌の要求！苦手な食品は食べる必要がない

嫌いな食べものは誰にでもある

誰でも1つくらいは嫌いな食べものがあるはず。「いや、私は何でも食べます」という人でも、積極的に食べたいとは思わない、あるいは食べてもあまりおいしいと思わない食品があるのではないでしょうか。それも含めて、ここでは「嫌いな食べもの」ということにします。

嫌いな理由は人それぞれです。

例えばニンジンのにおいが嫌い、ピーマンの苦味がダメ、タマネギのシャキシャキした食感が耐えられないなど、さまざまな理由があると思いますが、共通するのは「食べてもおいしくない」です。おいしくないから、がまんして食べたり、まったく手をつけない、ということになるのです。

先ほどもいいましたように、好き嫌いは腸が決めています。腸は脳からの指令がなくても、体の中に入れてよい食べものかどうかを判断することができるのです。

体の中で唯一脳に支配されていない器官が腸です。

例えば、腐ったものを食べたら下痢をしますが、これは腸が腐った食べものを吸収しないようにするための反応です。

また腸は体のホメオスタシス（恒常性）を維持する機能があるため、**足りない栄養素があればそれを欲しがります。これが好きな食べものです。**

一方、腸内に特定の成分を分解する細菌がいない場合は、その成分を含む食品を欲しがらないのです。これが嫌いな食べものです。

嫌いな食べものを無理して食べると、気持ち悪くなったりするのは、腸がその食べものを欲していないからなのです。

長生きする人は超偏食

日本人の平均寿命は年々延びており、「人生100年時代」ともいわれるようになりました。

100歳以上の長寿者のことを「百寿者」といいますが、これくらい長生きする人は、**普通の高齢者の人たちの食の好みに反して、偏食**です。

生前、私と親しくさせていただいた聖路加国際病院名誉院長の日野原重明《ひのはらしげあき》先生は、ステーキが大好きでした。私も日野原先生がステーキを食べるとき、ご一緒させていただいたことがありますが、とてもおいしそうに食べていました。

百寿者姉妹として、テレビなどで話題になった、きんさんは107歳、ぎんさんは108歳まで元気に生きました。

生前のインタビューによると、きんさんの好物は赤身魚、ぎんさんの好物はフライドチキンと白身魚でした。また、きんさんはニンジンが苦手だったと話しています（ウェブサイト「LONG LIFE SECRET 目指せ100歳！ご長寿の秘訣はどこにある？」より）

さらに、ぎんさんの長女の年子さんも、100歳を超えたときの雑誌インタビューで「野菜と魚が苦手で、進んでは食べたくない」が、「牛肉はもちろん、豚肉、鶏肉と、とにかくお肉がだーい好き」と答えています（『女性セブン』2012年11月8日号より）

一般的には、高齢になると肉が食べられなくなる人が多いのですが、どうも100

歳まで生きる人は肉好きな人が多いようです。

また長生きだからといって、嫌いな食べものがないというわけでもありません。「偏食」だけど長生きしているのです。

高齢者は肉食のほうが長生き

100歳以上の人のたんぱく質の摂取量を調べたデータがあります。

63ページの図のように、**男女とも100歳以上の長寿者は、平均的な日本人よりもたんぱく質の摂取量が多く、さらに動物性たんぱく質の割合も高いことが明らかになっています。**

年をとるとどうして肉を食べなくなる傾向があるのでしょう。おそらく、肉の食べ過ぎはコレステロールを増やして血管の老化（動脈硬化）を進め、脳卒中や心臓病を引き起こすと信じてしまっているからでしょう。

実は、**肉を食べるとコレステロールが増えるという「常識」は、現在では覆されています。**厚生労働省は2015年に、日本人の食事摂取基準からコレステロールの上

総エネルギー量に占めるたんぱく質由来エネルギー量の比較

百寿者はたんぱく質摂取量が多い

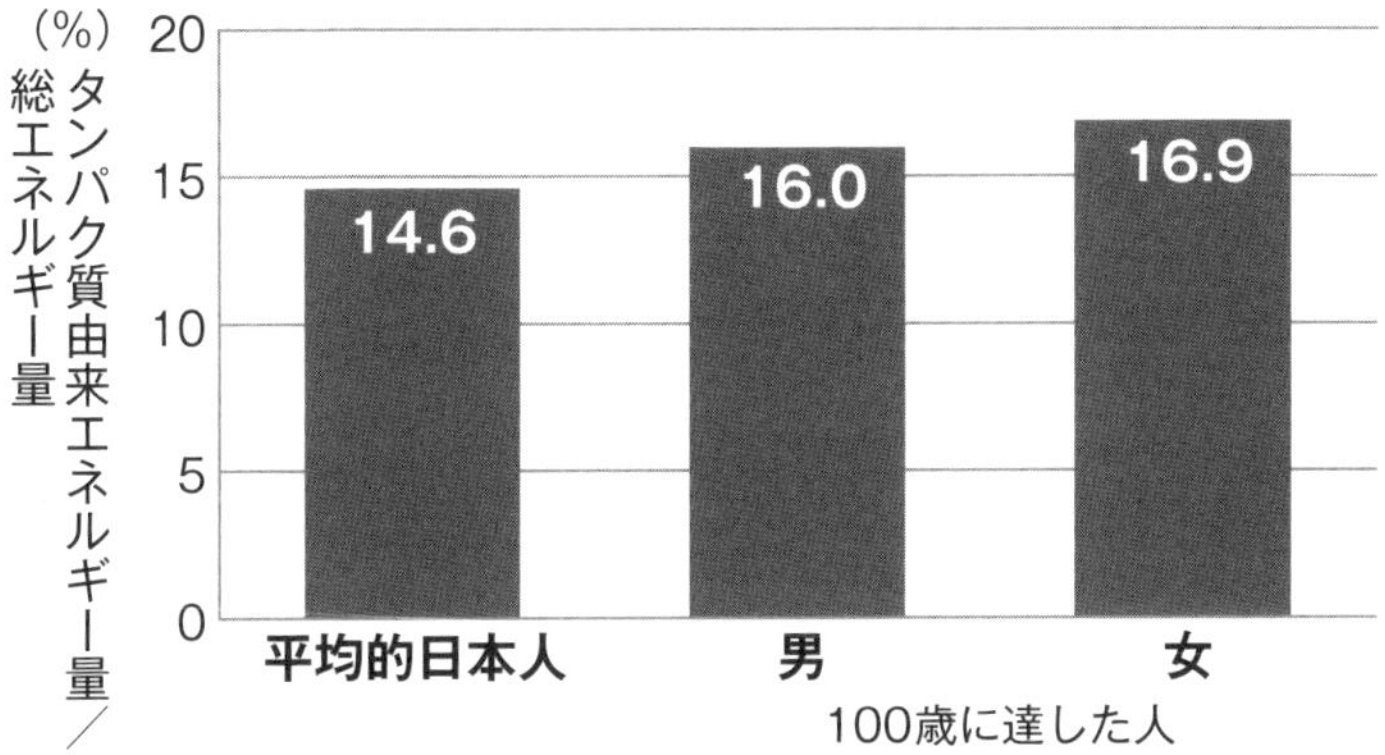

総たんぱく質に占める動物性たんぱく質の比較

百寿者は動物性たんぱく質摂取量が多い

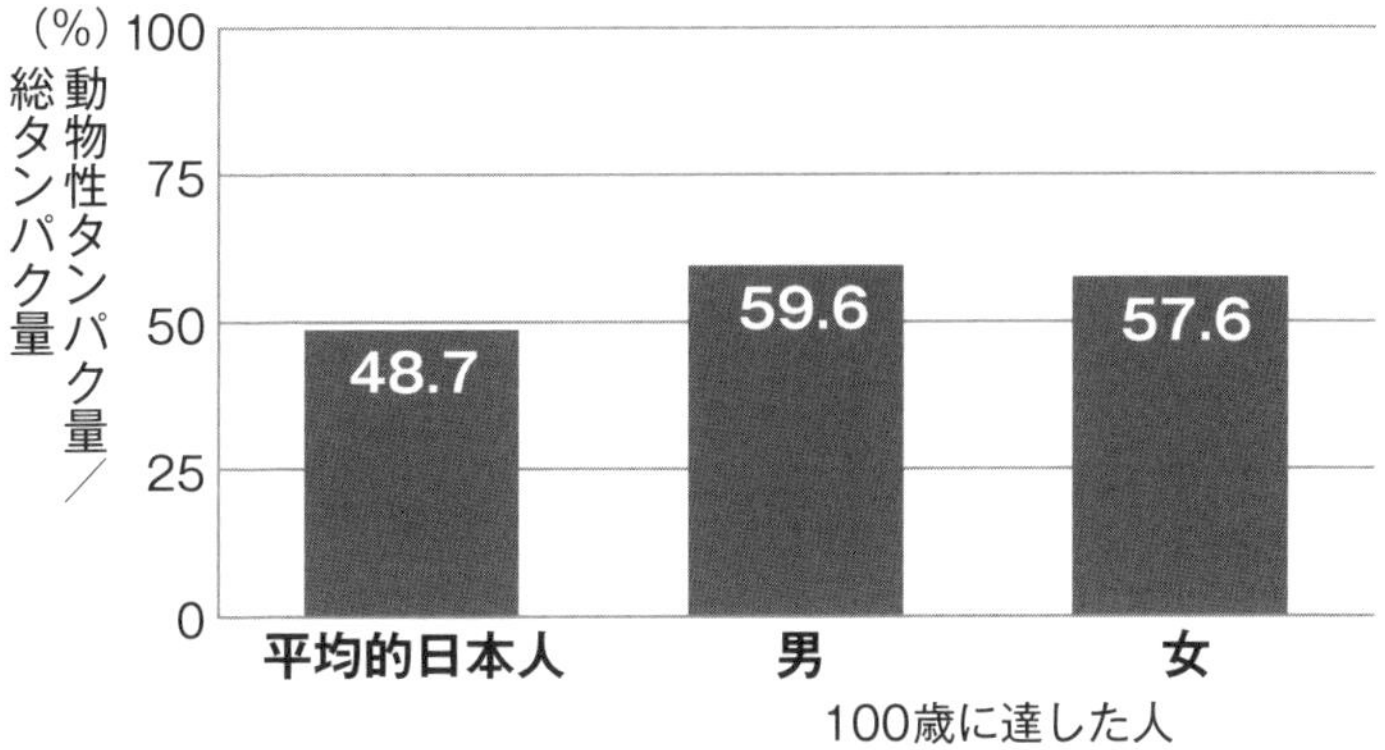

限値を撤廃しているのです。

ですから、**高齢者でも肉が食べたい人は食べてよいのです。**人から「偏食」といわれようが、長生きするには食べたいものを食べることが基本。逆に食べたいものが食べられないと、それがストレスになり、寿命を縮めてしまうのです。

第3章

脳にだまされるとジャンクフードが欲しくなる

体によくない食べものだと頭ではわかっているのに食べずにいられなくなるジャンクフードとは？

好きな食べものには2種類ある

野生動物は、自分が食べなければならないものが本能的にわかっています。肉食動物は肉しか食べませんし、草食動物は草しか食べません。

肉食動物の腸は草を消化吸収することができませんし、草食動物の腸は肉を消化吸収できません。腸が消化吸収できるものだけを食べているのです。

このように、野生動物は腸が求める食べもののみを食べます。また第2章で述べたように、腐ったものや毒になるものは食べません。何を食べればよいのか、「腸の声」に従っているからです。

一方、人間は雑食動物なので肉も植物も食べますが、腸の声に従って食べているとはいえません。

例えば、「ジャンクフード」と呼ばれるスナック菓子があります。ジャンクフードとは、栄養価がなく、高カロリーで高脂肪、そして塩分を多量に含んだ食品のことをいいます。

理性的に考えれば、ジャンクフードは体にあまりよくない食べものです。絶対に食べるなとはいいませんが、**食べるなら嗜好品として少量を楽しむべきもの**でしょう。

ところが、ジャンクフードは1度食べ始めると、やめることができません。「やめられない、止まらない」と、1袋カラになるまで食べ続けてしまう人がとても多いのです。

脳は簡単に人をだます

ジャンクフードが「やめられない、止まらない」状態になってしまうのは、脳にだまされているからです。

腸は生命を維持していけるだけの食べものが定期的に入ってくると、それで満足します。

しかし人間は腸の声だけに従って生きているわけではありません。脳の声にも支配されています。

人類は長い歴史の中で飢えと闘ってきました。簡単に食べものが手に入るようになったのは、人類の長い歴史の中で見れば、つい最近のことです。

そのため、脳は食べるチャンスがあれば、できるだけ多くの食べものを体の中に入れようとします。

ポテトチップスの袋がカラになるまで食べ続けるのは、脳にだまされて理性が効かなくなっているからなのです。

甘いものを食べたいと感じるのも脳の欲求

脳が特に好むのは炭水化物や甘いものなどの糖質です。ポテトチップスの材料であるじゃがいもも炭水化物を多く含んでいます。

糖質が分解されてできるブドウ糖は、脳の主要なエネルギー源の1つなので、ブドウ糖が脳に届くと、脳は「おいしい」と感じて、その快感を記憶します。

すると脳は、その快感を得るために、また同じおいしさを求めます。いわば**脳が「糖質をとると気持ちよくなるよ」と誘惑している**のです。

甘いものが食べたくなる欲求はさらに直接的です。砂糖を使ったお菓子は、すみやかにブドウ糖に変わるので、即効で脳に快楽をもたらします。

特に疲れているときやストレスがかかっていると、脳はブドウ糖を欲しがります。そういうときに、チョコレートやケーキ、どら焼きなどの甘いお菓子が食べたくなるのです。

脳に従って、甘いものや炭水化物を食べすぎると、余ったブドウ糖は体脂肪となって体に蓄えられます。

本来、腸の声に従って食べていれば、肥満にはなりませんが、脳にだまされたままだと、どんどん太っていくのです。

1度食べるとまた食べたくなるのは添加物のしわざ

ファストフードやテイクアウトのお弁当、サンドイッチなどは、1度食べるとまた食べたくなるという人がいます。

これは食品添加物の中に、口に入れただけでおいしいと感じる物質が含まれているからです。脳に快楽をもたらす刺激物質です。

食品添加物を入れる目的の1つは、腐敗を防ぐことです。特にお弁当は作ってから時間がたっているので、腐りにくくする添加物が不可欠です。

もう1つの目的は味をよくすることですが、そうした食品添加物の中には何度も食べたくなる作用を持つ刺激物質も含まれています。

同じファストフードを毎日食べても飽きないという人は、また食べたくなる物質の作用につき動かされて食べているだけなのです。

食品添加物をとり続けると、腸内細菌が死滅する危険性があり、それによって腸の声が聞き取りにくくなります。

青山学院大学の福岡伸一《ふくおかしんいち》教授が行った実験があります。細菌のコロニー（集団）を培養液につけ、そこに0・3％のソルビン酸を加えると、コロニーがまったく見つからなくなるというものです。

ソルビン酸は、ハムやソーセージ、パンやケーキなど、ほとんどの加工食品に含まれている添加物ですが、こうした食品を食べ続けることで腸内細菌も死滅していくと考えられるのです。

空腹の時間を作れば
だまされた脳が
リセットされて
腸の声が聞こえてくる

動物は脳がなくても生きていける

人体の生命活動は、すべて脳に支配されていますが、1つだけ例外があります。それが腸です。

そもそも生物の進化において、腸は脳よりも先に作られました。地球に生命が誕生したのは今から約40億年前といわれていますが、脳を持つ動物が登場したのは約5億年前。それまでの動物は腸だけで生命活動を維持してきたのです。

このような生き物のことを「腔腸《こうちょう》生物」といいますが、現在でも生き残っています。その1つがミミズです。ミミズは目も鼻もなく、心臓も肺も持たない「腸だけ」の生き物です。

ミミズの腸には、神経細胞と免疫細胞、そして消化吸収のための細胞があります。これだけでミミズは生きていくことができます。

まず神経細胞が食べてよいものか、悪いものかを判断します。次に、うっかり悪いものを食べた場合は免疫細胞が無毒化します。そして、安全なものは消化・吸収されて栄養となるのです。

草食動物は草を消化できない

草食動物は自分の力だけで草（植物）から栄養をとることができません。腸内細菌に助けがないと植物の成分を分解できないのです。

植物の成分を分解するのは、腸内細菌が分泌する消化酵素の働きによるものです。この腸内細菌がいなければ、植物から栄養をとることができません。

竹を食べるパンダも、竹を栄養にするための消化機能を持っていません。パンダの場合も、竹を分解する腸内細菌がいて、竹の成分を分解して、パンダの栄養にしているのです。

しかし植物だけから栄養をとるのは、効率がよくありません。植物は肉に比べると、栄養価が低いため、量をたくさん食べなければならないからです。そのため草食動物は、ほぼ1日中、食べ続ける必要があります。

食べることが中心になるため、草食動物の脳はほぼ食べることしか考えていません。その分、脳はあまりエネルギーを使わずにすむのです。

ところが、人間の脳はたくさんのエネルギーを必要とするので、植物だけでは栄養が足りません。そのため、植物も動物も食べる雑食動物の道を選んだのです。

もちろん、ここでも腸内細菌が重要な働きをしていて、脳内神経伝達物質と呼ばれるホルモンなども腸内細菌の力を借りて作られます。

腸内細菌がしっかり働くためには、腸内細菌のエサ（栄養源）が必要です。このため、人間は肉も野菜も食べて、効率よくエネルギーをとらなければなりません。

脳にだまされた偏食

動物の単純な脳に比べると、人間の脳は複雑なので、脳の声にばかり従っていると、簡単にだまされてしまいます。

ジャンクフードや甘いものがやめられないのも、脳にだまされているからです。腸の声に従っていれば、こうしたものは食べる必要がないからです。

この本で私は「偏食」は正しいと何度もいっていますが、実は**偏食には、腸の声に従っている偏食と、脳の声に従っている偏食の2種類があるのです。**

腸の声に従った偏食であれば、嫌いな食べものが分解できないなどの、腸が求めない何らかの理由があります。

例えば、子どもの頃からニンジンが嫌いで、大人になってもおいしいと思えないのであれば、無理して食べる必要はありません。

一方、「食事はポテトチップスやお菓子だけで十分」というような栄養バランスの悪い食べ方は、脳にだまされた偏食です。

また先に述べた、「また食べたくなる添加物」を含んだ食べものを毎日のように食べるのも、脳にだまされた偏食です。

脳が求める食欲から逃れるには？

「ストレス食い」という言葉があるように、脳にだまされた偏食の原因の1つは、ストレスです。

つらいストレスから逃れようと、脳は快楽を求めます。食べることでは、甘いお菓子やラーメンなどの炭水化物が脳に快楽を与えてくれます。

ちなみに、ラーメンやカレーライス、牛丼、おにぎり、といった炭水化物がたっぷりの食べものは丼や皿一つ、あるいは手づかみで食べられるため、早食いになりがちです。その分、ブドウ糖に早く変わって脳に送られるので、炭水化物を早食いすると脳が気持ちよく感じるのです。

そして、この脳が心地よいと感じた体験が忘れられないから、また食べる。この繰り返しで、腸の声からどんどん離れていってしまうのです。

ラーメンが好きだから、毎日ラーメンを食べる。これも偏食ですが、これは脳にだまされたことによる偏食で、私が第2章で述べた偏食とは別のものです。脳にだまされたままの偏食では健康によくありません。

そこで必要になってくるのが、脳のリセット。そのためには、**脳への糖質の供給をやめること**です。

食欲をリセットする方法として、昔からあるのが「断食」です。「断食したら、脳のエネルギーが枯渇するのではないか？」と思う人がいるかもしれませんが、心配はいりません。人間の体はブドウ糖が不足すると、糖を合成して作り出す「糖新生」という機能が備わっているかです。

12時間の空腹時間をつくるだけで腸はリセットされる

断食というと、3日〜1週間、何も食べずに水だけで過ごすイメージがありますが、初心者が1人で何日も断食するのは危険です。

それに腸をリセットするだけなら、何日も断食する必要はありません。いや丸1日の断食すら不要なのです。

私がすすめる断食とは、**「12時間断食」、つまり1日のうち12時間の空腹時間をつくること**です。

例えば、**夜7時に夕食を終えたら、朝食は朝の7時以降にすればよいのです。**これなら、誰でも簡単にできるでしょう。

お腹に12時間何も入れないことが目的なので、夕食後に何かつまんだりしてはいけ

ません。ただし水分はとってもかまいません。

最初のうちは、脳が糖質を欲しがって、夜食が食べたくなったり、朝起きてすぐ食べたくなったりするかもしれません。

そこをがまんして、12時間の空腹時間をつくるのです。**何日か続けるうちに、夜や起きがけの食欲はなくなってきます。**

12時間断食によって、脳への過剰なブドウ糖の供給が絶たれると、腸はリセットされ、腸の声が聞き取れるようになってきます。この腸の声に従って、好きなものを食べるのが本当の偏食です。

現代はストレス社会であると同時に甘いものやラーメンなど、脳がだます食べものの誘惑に満ちています。脳にだまされていると感じたときは、12時間断食を行うことをおすすめします。

なお、外食などで12時間断食ができない日があってもかまいませんが、できる人は食事時間の基本にすることをおすすめします。

40代までと50代以降では体のメインエンジンを変える。50歳になったら炭水化物が少ない食事に変えなさい

本当に好きな食べものとは？

ラーメンやカレーライスは、脳がだます食べものといいましたが、もちろん決して食べてはいけないというわけではありません。

例えば10代の成長期は、大量のエネルギーを必要としますし、消費エネルギーも大きいので、炭水化物でエネルギーを補給しないと、栄養が不足する人もいます。

炭水化物が分解されてできるブドウ糖は、脳のエネルギー源であると同時に、筋肉を動かす大事なエネルギー源でもあるからです。

体内に入ったブドウ糖は、血液に入って血糖となり、全身を駆け巡って脳や筋肉にとりこまれます。

ブドウ糖の一部は、筋肉や肝臓などにグリコーゲンとして蓄えられますが、さらに余ったブドウ糖は体脂肪に換えられて、食べものが入ってこないときのエネルギー源となります。

そして体脂肪がいつまでたってもエネルギーとして使われず、体脂肪が増えすぎた状態が肥満です。特に40代以降になると肥満になりやすく、肥満によって高血圧や糖尿病などの生活習慣病を引き起こすので、予防しなければなりません。

人間の体には2つのエンジンがある

では、若いときは脳がだます食べものを食べても肥満にはならないのに、40代、50代になると肥満しやすくなるのはどうしてなのでしょうか。

それは若い頃と年をとってからでは、体を動かすエンジンを変えなければならないからでなのです。

エンジンというのは、人体に備わったエネルギーを生み出すしくみのことで、**「解糖系」**と**「ミトコンドリア系」**の2種類あります。それぞれ、「解糖エンジン」と「ミトコンドリアエンジン」と呼ぶことにしましょう。

「解糖エンジン」は、その名のとおり、**糖を分解してエネルギーを作り出すシステム**です。

一方、**ミトコンドリアエンジン**は、**細胞の中にあるミトコンドリアという小器官で、**

酸素を使ってエネルギーを作り出します。

解糖エンジンは酸素を必要としませんが、それは地球上にまだ酸素が存在しなかった頃の生命体が使っていたエネルギー生成システムだからです。

ところが、約20億年前頃、地球は酸素で満たされるようになり、酸素を使わない解糖エンジンだけでは生存が難しくなってきました。そこで細胞内に酸素を使ってエネルギーを作るミトコンドリアが生まれたのです。

子づくりエンジンと長生きエンジン

2つのエンジンは年齢に関係なく働いていますが、それぞれメリットとデメリットがあります。

解糖エンジンは、血液中のブドウ糖を細胞内に取り込むことによって、瞬時にエネルギーを生み出すことができます。いわば瞬発力のあるエンジンです。若い人が力仕事や激しい運動ができるのは解糖エンジンが働いているおかげです。

一方、ミトコンドリアエンジンは酸素を取り込みながら、糖や脂肪、たんぱく質を燃やしてエネルギーを作ります。また食べものが体の中に入ってこないときには、体脂肪を燃やしてエネルギーにします。取り込んだ酸素を効率よく燃焼させながら、次々とエネルギーを生み出すので、持続力を発揮することができます。

解糖エンジンは、別名「子づくりエンジン」でもあります。というのは、精子を作るのにも、解糖エンジンが使われているからです。

つまり**解糖エンジンは子孫を残すためのエンジン**なのです。人間を含め生物が生きる最大の目的は「子孫を残すこと」ですから、**子づくりに適した期間である10代後半から、40代の終わり頃までは解糖エンジンをメインに働かせるほうが効率がよい**のです。

一方、50歳前後になると、人間は男女とも更年期を迎える頃です。更年期とは、生殖可能な期間を終えて、子孫を残す能力がなくなることを意味します。従って解糖エンジンをメインにする必要はありません。むしろ**必要なのは、長生きするために必要なエンジン**です。

ミトコンドリアエンジンは「長生きエンジン」でもあります。そのため、50歳を過ぎたらメインエンジンをミトコンドリアエンジンに変えたほうがよいのです。

ミトコンドリアは細胞内の小器官

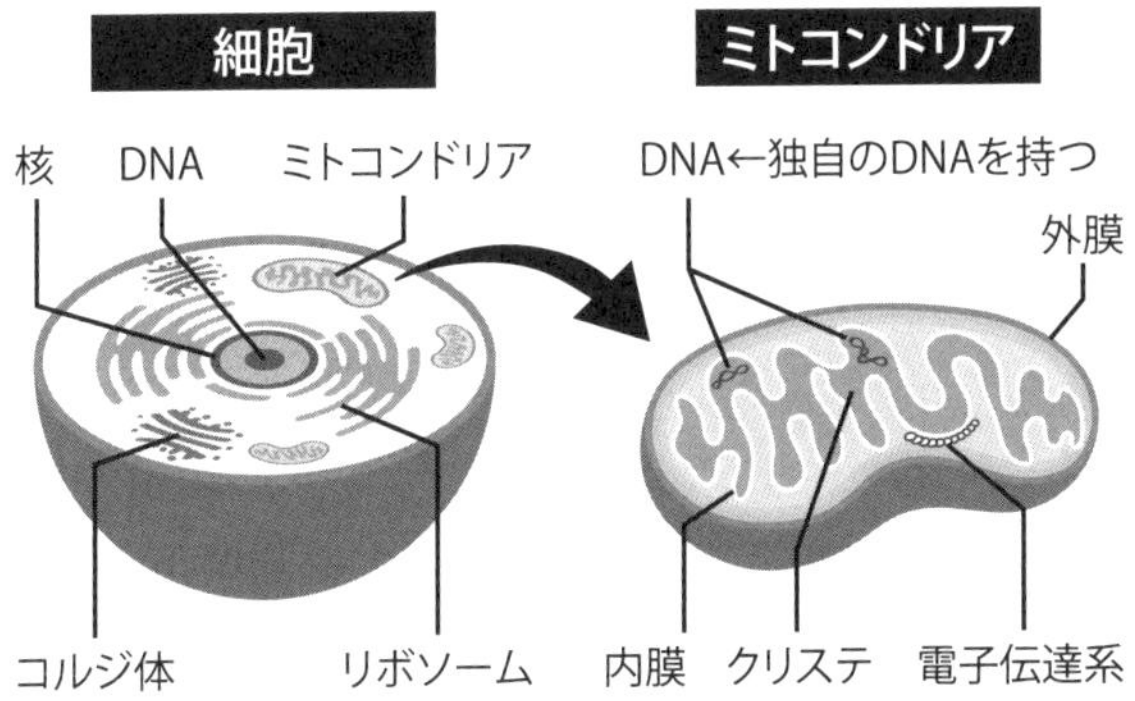

ミトコンドリアは細胞の中にある小器官。細胞核（細胞の中心部分）には遺伝情報が書き込まれたDNAが存在するが、ミトコンドリアも独自のDNAを持っている

解糖系エンジンとミトコンドリアエンジン

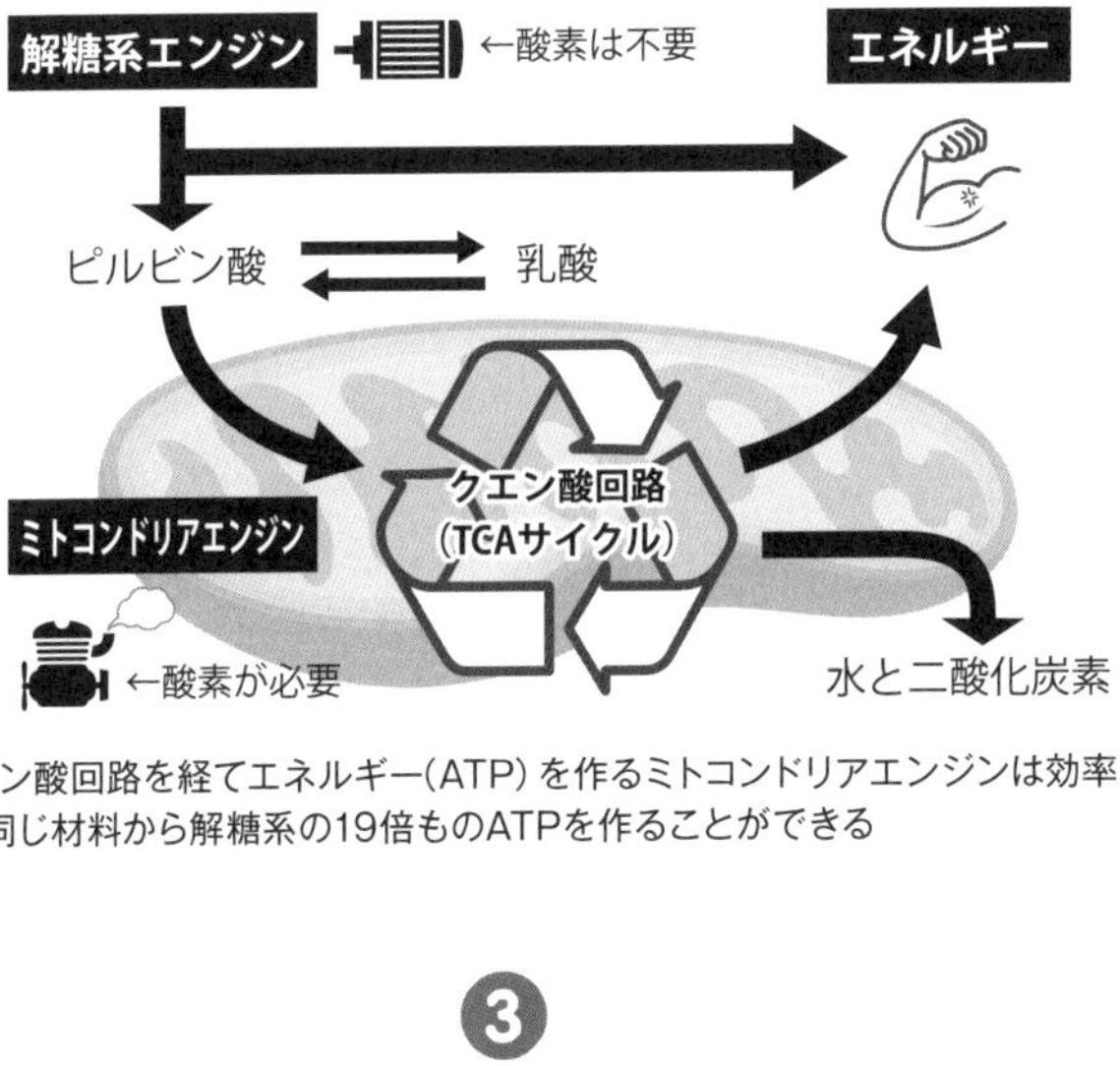

クエン酸回路を経てエネルギー（ATP）を作るミトコンドリアエンジンは効率がよく、同じ材料から解糖系の19倍ものATPを作ることができる

50歳を過ぎたらメインエンジンを切り替える

2つのエンジンには、このような特徴があるため、50歳を過ぎたらメインエンジンを切り替えていく必要があります。ではどのようにすれば、エンジンが切り替わるのでしょうか。

1番大事なのは、エネルギー源となる食べものです。解糖エンジンは、糖質しかエネルギー源にしませんから、糖質をたくさんとっていると、どうしても解糖エンジンがメインで働いてしまいます。

糖質とは砂糖だけでなく、ブドウ糖に変わる炭水化物も含まれます。**50歳を過ぎても山盛りごはんをお腹いっぱいになるまで食べていると、メインエンジンを切り替えることができない**のです。

そもそも**更年期に入って、子孫を残す必要がなくなったら、メインエンジンを切り替えないといけなくなる**ため、腸の声も何を食べたらよいのか、メッセージを送ってきます。

具体的にいえば、**糖質を減らすこと**と、**長生きするために必要なたんぱく質をしっかりとること**なのです。

ちなみに、全身の細胞の中でミトコンドリアが最も多いのは腸の細胞です。更年期を迎えたら、腸はミトコンドリアを働かせたいので、糖質を少なく、たんぱく質が多い食事を求めるのでしょう。

肉を食べないとホルモンが作れない

解糖エンジンがメインのときは、糖質が主たるエネルギー源でした。しかしミトコンドリアエンジンをメインにするには、糖質を減らさなければならないので、他のものでエネルギー源が不足しないようにしなければなりません。

糖質以外のエネルギー源というと、脂質やたんぱく質ということになりますが、中でも大事なのがたんぱく質です。

なぜなら、たんぱく質は筋肉の材料となるからです。加齢とともに筋力が衰えていくと、最後は寝たきりになってしまい、長生きできません。

100歳になっても自分の足で歩きたいなら、たんぱく質はしっかりとる必要があります。

ではたんぱく質は何からとったらよいのでしょうか。1番よいのは牛肉や豚肉などの肉です。

更年期になると男性ホルモンも女性ホルモンも減ってきますが、肉のコレステロールはホルモンを作る材料になるのです。

私が知っている限り、**長生きする人はみんなステーキを週2回ぐらい食べています。** 第2章でも長生きする人は肉が好きだと述べましたが、腸の声に従えば、高齢者が肉好きでも何の不思議もありません。

またこれも第2章で述べましたが、**肉をいっぱい食べても血液中のコレステロール値が上がることはありません。**

ただし**肉だけを食べると、腸内に悪玉菌が増えるので、善玉菌を増やすために野菜をとるようにしましょう。**

その場合も、嫌いな野菜は食べなくてもかまいません。好きな野菜だけをたくさん食べるようにしてください。

第4章

腸によいことばかりの生活だと体調不良になる

腸内細菌の専門家が毎日続けている食事でお腹の調子が悪化したのは何が原因だったのか？

腸によいことばかりやってきた

私は腸内細菌の研究をしているので、どんなものを食べれば腸内細菌が増え、腸に環境が改善するかよくわかっています。

またそれを一般の人に伝えるため、腸や腸内細菌に関する本をたくさん書いてきました。

当然、私自身も本に書いた食生活を実践しています。その一例を紹介することにしましょう。

まず自宅でとる朝食には食物繊維が豊富な青汁、発酵食品であるヨーグルトと納豆は欠かさず食べています。

昼食は主に研究所の近くにある自然派の和食屋さんのお総菜をテイクアウトして食べます。ここのお総菜には化学的な添加物が一切入っていません。

炭水化物はできるだけ少なめにしているので、五穀米のパックを買ってきて、茶碗に軽く1杯食べるようにしています。

そして、夜は肉か魚のメイン料理と豊富な野菜、みそ汁などで、ご飯などの炭水化物はまったく食べません。

青汁や野菜の食物繊維は腸の善玉菌のエサになりますし、発酵食品であるヨーグルト、納豆、みそなども腸内環境を改善します。

そして第3章で述べたミトコンドリアエンジンをメインに働かせたいので、炭水化物を少なめにしているのです。

ミトコンドリアエンジンを働かせると、腸にもよい効果があります。というのは、**全身の細胞の中でミトコンドリアが最も多いのが腸の細胞だから**です。

もう1つの**解糖エンジンのエネルギー源である糖質（炭水化物）を減らすことで、ミトコンドリアエンジンがよく働くようになり、腸の動きもよくなってくる**のです。

腸によすぎる生活でお腹の調子が悪化

こうした生活を続けているおかげで、私の腸はとても元気で、便秘や下痢とは無縁の生活を何年も続けてきました。

特に炭水化物を控える食生活にしてからは、太りぎみだった体重が減り、肌もツヤツヤになったばかりか、髪が増えて白髪も減りました。「長生きエンジン」であるミトコンドリアエンジンを働かせることで、見た目も若返ったのです。

ところが、そんな腸によすぎる生活を続けていたのに、1年ほど前、急にお腹の調子が悪くなってきました。

第1章で述べたように、おならやゲップがやたらと出るようになったのです。腸によい生活をしているのに、腸がこんな状態になることは考えられません。

原因はすぐにはわかりませんでした。逆に、このままでは今まで私が本に書いたり、テレビで話したことがウソになってしまうと、不安になりました。

野菜や発酵食品が足りないのではないかと思って、今までよりも多めに食べてみましたが、症状はまったく改善しないのです。

そこで私は腸内細菌に関する最新の文献を探して読み始めました。

そしてようやくたどりついたのが、第1章で述べたシーボ（ＳＩＢＯ）だったのです。シーボは日本語では**「小腸内細菌増殖症」**といって、その名のとおり**小腸内の腸**

内細菌が増えすぎる病気です。

悪化の原因は腸内細菌を増やしすぎたから？

シーボについては第1章で述べましたが、小腸に腸内細菌が増えすぎることで、腸内の粘膜を傷つける病気です。

腸内細菌の大部分は大腸にいます。そして、その一部が必要に応じて小腸に供給されます。

ところが私の場合、**腸によすぎる生活を続けた結果、大腸の腸内細菌が増えすぎて、小腸へと移動し、小腸の腸内細菌が増えてしまったことが、私のお腹にさまざまな不調が起こってしまった理由なのだと思います。**

シーボになると、小腸内に多量のガスが発生しますが、大腸と違って伸び縮みできないので、小腸の粘膜はガスに対応できず傷ついてしまうのです。

さらに小腸の粘膜が傷つくと、ビタミンの吸収も悪くなります。そのため、ビタミン不足による体調不良も起こってきます。

増えすぎた腸内細菌に栄養をとられる

小腸の粘膜が傷つくと、まず脂肪の吸収が悪くなります。そのため、脂溶性ビタミンと呼ばれるビタミンA、ビタミンD、ビタミンDの吸収も悪くなります。

また腸内細菌の中にはビタミンを自分の栄養素として食べるものもいます。第1章でビタミンB_{12}を食べる腸内細菌の話をしましたが、腸内細菌が食べることで、人間が必要なビタミンも欠乏してしまいます。

基本的に、腸内細菌は私たちが食べたものから、栄養をとって生きています。腸内細菌に栄養の一部を与えても、私たちの栄養が不足しなければ共存共栄できるのですが、**腸内細菌が増えすぎると、とられる栄養が多くなり、人間のほうが栄養不足になってしまう**のです。

栄養不足を改善するには、増えすぎた腸内細菌を減らすと同時に、不足した栄養素を補わなければなりません。

ビタミンやミネラルが豊富な
骨のスープを飲み始めたら
お腹の不調がたちまち改善し、
腸内環境の変化を実感！

ボーンブロスで腸がよみがえった

お腹の不調の原因がわかった私は、まず腸内細菌を増やす食品を減らすことにしました。

第1章で述べたフォドマップも参考にしましたが、もともと私の腸が求めていた食べものなので、適度に減らすことにしました。

もう1つ、腸内細菌が増えすぎたことによって不足したビタミンやミネラルの補給は、**ボーンブロスと呼ばれる骨のスープ**で補うことにしました。

ボーンブロスとは、ボーン（Bone＝骨）＋ブロス（Broth＝液状の食べもの）のことです。**骨を煮出して作ったスープ**をいいます。ニューヨークでは「飲む美容液」としてブームになっているそうです。

骨のスープには、ビタミンやミネラル、アミノ酸が豊富に含まれています。これを飲めば、栄養不足が解消できると私は考えました。

スープをとる骨は、牛骨、豚骨など動物の骨ならなんでもよいのですが、手に入りやすい鶏の骨を用いることにしました。

ただしほとんど骨だけの鶏ガラではなく、手羽中や手羽元などの骨付きの肉を用いました。

この骨付き鶏肉のスープ（以下、「骨スープ」）を毎朝、飲むようにしたところ、腸の状態は日に日によくなり、2週間ほどで、おならやゲップが出る症状は消えてしまいました。

2週間でよくなったというのは、腸内環境が改善されたことを意味します。というのは、腸内環境は2週間でガラリと変わるからです。

その後も骨スープは、ほぼ欠かさず飲んでいますが、再びお腹の調子が悪くなることはありません。

香港人の長生きの秘訣は骨スープ

世界の国と地域の中で、現在最も長生きなのは香港です。厚生労働省の発表によると、2016年、香港は男女とも平均寿命が世界1位になりました。香港の平均寿命は、男性は81・32歳、女性は87・34歳で、女性は2年連続で1位でした。

女性の平均寿命は、日本が世界一だった時代が長く続いていましたが、とうとう香港に追い抜かれてしまったのです。

この**香港の長寿の秘訣と考えられるのが、骨スープ**です。香港では外で朝食をとる人が多く、飲食店は朝早くから開いていますが、ほとんどの人が骨スープを朝食にしています。

骨は鶏のほか、牛や豚もあります。中には骨付きの蛇のスープもありますが、基本は骨付きの肉を用いたスープなのです。

私は香港人が長生きの理由の1つに、毎朝飲む骨スープの習慣があるのではないかと思っています。

なお骨スープには、筋肉などの原料となるアミノ酸や皮膚や髪を作るコラーゲンも豊富です。

さらに、骨スープは第5章で述べる、腸に穴があく症状にも効果があるといわれているのです。

簡単に作れる骨スープ

骨スープの作り方は人それぞれですが、**基本は時間をかけて煮込むこと**です。長時間煮込むことによって、骨からビタミンやミネラルなどのエキスが溶け出し、栄養豊富なスープになります。

私の場合は、鶏の手羽中か手羽元を用います。煮込む時間は長いほどよいですが、**最低でも3時間は煮込む**ようにしてください。

味付けはお好みですが、私は少量の塩で味付けるほか、みそを入れてみそ汁代わりに飲んだりしています。

近年は土壌にミネラルが不足しているため、昔に比べると野菜のミネラルが減っています。そのため、日本人の食事はミネラルが不足しがちです。骨スープはそれを補う効果があります。

ミネラルがたっぷり補給できる

Dr.藤田流　骨スープの作り方

材料（作りやすい分量）

鶏の手羽元か手羽中…1kg
セロリ…1本
タマネギ…1個
※他の野菜でもよい
オリーブオイル…適量
水…適量
みそか塩・コショウ…適量

作り方

1. 鍋に火をかけてオリーブオイルを入れ、セロリなどの野菜を炒める
2. 手羽元か手羽中はあらかじめ、湯でこぼしをしておく。それを加えて、具材より2～3センチくらい上になるまで水を注いで煮立てる
3. 沸騰したらアクをとり、弱火で3～4時間煮込む
4. 最後に表面に浮いた脂をおたまなどで取りのぞいたら、できあがり

食べ方

みそを入れればみそ汁になる。洋風スープにしたければ塩・コショウで味をつける。1日1～2杯（200～400ミリリットル）を目安に飲む

保存方法

スープが冷めてから、密閉容器に注いで冷蔵庫か冷凍庫で保存。冷蔵の場合は3～4日、冷凍の場合は1カ月ほど保存できる

鶏肉のアミノ酸から
腸内細菌の助けを借りて
脳で働くホルモンの
部品が組み立てられる

脳のホルモンは腸にも存在する

私が骨スープに鶏肉の手羽中や手羽元を用いるのは、手に入りやすい骨付き肉であるだけでなく、あるホルモンの材料が豊富に含まれているからです。

ホルモンは体のさまざまな働きを調節する物質で、いろんな種類があります。中でも最近話題になっているのが脳で働くセロトニンというホルモン（脳内神経伝達物質）でしょう。

セロトニンは幸福感をもたらすホルモンであることから、**「幸せホルモン」**とも呼ばれています。**セロトニンが多いほど、幸福感が得られます。**逆に、うつ病の患者さんでは脳内のセロトニンの量が少なくなることがわかっています。このホルモンを作る材料が鶏肉には豊富なのです。

実はセロトニンの90％以上は腸に存在します。脳のセロトニンは、わずか2〜3％程度にすぎません。

脳を持たないミミズの腸内にもセロトニンは存在し、腸内細菌の情報伝達物質として働いています。人間の場合も、「善玉菌が増えたから、日和見菌はこっちを味方しろ」といった情報のやりとりをしていると考えられます。

もともとセロトニンは腸にしか存在しませんでしたが、今から約5億年前に脳を持つ動物が誕生したときに、脳にも2〜3％のセロトニンを渡すことにしたのです。

腸内細菌が働かないとホルモンが作れない

セロトニンの材料はトリプトファンというアミノ酸で、鶏肉のたんぱく質に多く含まれています。

そのため、鶏肉の骨スープをおすすめしているのですが、トリプトファンをとるだけでは、セロトニンにはなりません。

トリプトファン（L-トリプトファン）はまず、葉酸とナイアシンというビタミンが働いて、5-HTPという物質を作ります。さらに5-HTPはビタミンB_6が働いて、セロトニンになります。

このセロトニンを作るために働くビタミンは主に腸内細菌が作り出します。つまり

腸内細菌が少ないと、セロトニンを十分に作られないのです。

一方、腸で作られたセロトニンは、そのままでは脳まで届かないので、その一歩手前である5-HTPの形で脳に送られ、脳のビタミンB_6**の働きでセロトニンとなる**のです。

つまり、脳のセロトニンは腸で部品の大部分が組み立てられ、脳に送られてから最後の仕上げが行われるわけです。

幸せホルモンが少ないと不眠症になる

このように、幸せホルモンと呼ばれるセロトニンをたくさん作るには、**材料となるトリプトファンをとること**と、**腸内環境を改善すること**がポイントです。

それが**鶏の骨スープなら両方いっぺんにできます。**うつな気分に悩まされている人にも、骨スープをおすすめします。

またストレスの多い現代人の悩みの1つに不眠がありますが、この**不眠にもセロトニンが関わっています。**

夜になると眠くなるのは、メラトニンというホルモンの作用によるものですが、実はメラトニンはセロトニンから作られるのです。

ですから、セロトニンの材料が少なかったり、腸内環境がよくないと、幸せな気分になれないばかりか、眠れなくなってしまうのです。

パーキンソン病も腸内細菌が関わっている

高齢者の脳の病気というとアルツハイマー病などの認知症が有名ですが、パーキンソン病もよく知られています。

パーキンソン病は、脳内で働くドーパミンというホルモンが少なくなることで発症し、手足のふるえや筋肉のこわばり、歩行困難など体の動きにトラブルが起こる病気です。

原因はドーパミンの不足なので、薬などでドーパミンを増やす治療が行われていますが、その効果は限定的です。

というのは、セロトニンと同じく、ドーパミンもそのままの形では脳に届かないからです。

ドーパミンの材料はフェニルアラニンというアミノ酸です。ちなみに、このアミノ酸も鶏肉のたんぱく質に豊富に含まれています。

たんぱく質が分解され、腸に吸収されたフェニルアラニン（L-フェニルアラニン）は、葉酸とナイアシンの働きで、L-チロシンという物質に変わります。

さらにL-チロシンも、葉酸とナイアシンの働きによって、L-ドーパという物質に変わります。

セロトニンと同じように、これらの葉酸やナイアシンも主に腸内細菌が作ったものが使われています。

L-ドーパは脳に届く物質で、ドーパミンを作るために組み立てられた部品です。そして腸で作られたL-ドーパは脳へと送られ、ビタミンB_6の働きで、ドーパミンとなるのです。このように、パーキンソン病の発症に関わるホルモンにも腸内細菌は関わっています。

ホルモンの一つ手前の物質である5-HTPやL-ドーパは「前駆体」といいますが、前駆体を作るには腸内細菌の働きが不可欠です。

厳格な糖質制限を行うと
ホモシステイン値を上げて
体内に炎症物質を増やし、
認知症になることも

ブームになった糖質制限とは?

第3章で述べたように、私は50歳を過ぎたら炭水化物を減らして、ミトコンドリアエンジンを働かせることをみなさんにすすめています。

私がこのことを言い出した頃、「糖質制限ブーム」が起こり、それは今も続いています。しかし、**糖質制限と私の考えは似ていますが、まったく同じではありません。**

糖質制限は糖質を減らして、血糖値（血液中の糖の濃度）を上がらないようにする食べ方です。糖質をとって血糖値が上がると、インスリンというホルモンが出てきて、血液中の糖を細胞に取り込みます。

一方、インスリンは余った糖を体脂肪に変えるので、インスリンが出るほど体脂肪が増えやすくなります。つまり太りやすくなるのです。

しかし血糖値を上げるのは糖質だけなので、糖質を制限すれば体脂肪がつきにくく、かつ血糖値が高くなる糖尿病にも効果があるというのが糖質制限の理論です。

このため、**糖質制限を厳しくすればするほど効果が得られるという風潮があります**

が、私はおすすめしません。

厳しい糖質制限は認知症のリスクを高める

糖質制限は糖質がとれないので、その分、肉や魚、卵、乳製品など、たんぱく質の摂取量が増えます。

動物性たんぱく質にはメチオニンというアミノ酸が多く含まれています。メチオニンは、腸の中でホモシステインという物質にいったん変わって、元のメチオニンに戻ります。

ホモシステインをメチオニンに変えるには、ビタミンB_6やビタミンB_{12}が必要ですが、厳しい糖質制限をやっている人は、ニンジンやカボチャといった糖質の多い野菜まで制限します。その分、これらのビタミンが不足している可能性があるのです。

これまでビタミンB群は、腸内細菌で作られるといいましたが、それだけでは体に必要な量に足りません。その大切なビタミンが、過度な糖質制限を行っている人には不足しがちだと考えられるのです。

ビタミンB_6やビタミンB_{12}が不足すると、ホモシステインからメチオニンに戻れないので、体内のホモシステイン値が上がります。

そしてホモシステイン値が上がると、体のあちこちで炎症が起こることがわかっています。特に脳への影響が大きいといわれ、認知症のリスクも高まるといわれているのです。

私の糖質制限のやり方はミトコンドリアエンジンをメインにするのが目的なので、それほど厳しくありません。精製された炭水化物を、精製されていない炭水化物に変えれば良いのです。

腸によい生活はバランスをとって行う

ヨーグルトなどの発酵食品や善玉菌のエサになる食物繊維など、腸によい食べものを食べ過ぎると、私のようにシーボになって、逆にお腹の調子を悪くすることがあります。

また糖質制限もやりすぎると、栄養のバランスが悪くなり、ビタミン不足によって体のあちこちに炎症が起こる可能性があります。

何事も「ほどほど」に行うのが1番ですが、**今の人は「これが体によい」と聞くと、極端に走ってしまう傾向があります。**

では自分にとっての「ほどほど」を知るにはどうすればよいのでしょうか。それは何度もお話しているように**「腸の声」に従う**ことです。

そもそも今何を食べればよいのかは、腸が教えてくれます。つまり腸の声に従って食べれば、栄養バランスを崩すことはありません。

といっても、腸の声を耳から聞くことはできません。その代わり、お腹や便の状態が「ほどほど」を知る鍵になります。

私が経験したように、腸によいものを食べているのに、おならやゲップが出たり、便秘したりするのは腸内細菌が増えすぎている可能性があります。

また便の量が少なかったり、色が黒っぽかったり、においがきつかったりする人は、悪玉菌が優勢な腸内環境になっています。

脳だけの声に従って食べている人は、こんな便になります。第3章の12時間断食などで、腸をいったんリセットするなどして、食生活を改めるようにしましょう。

第5章

腸が嫌がるものを食べると腸に穴があく

アレルギー症状の増加は日本人の食事の変化により腸内細菌が減ったことと、行き過ぎた清潔志向が原因

花粉症は昔の日本にはなかった病気

これまでの章で述べてきたように、自分が何を食べるべきかは腸が知っています。そして、腸の声が「食べなくてもよい」というものが、「嫌いな食べもの」です。人に「偏食」といわれようが、無理して食べる必要はありません。

ただし腸が正しい好き嫌いのメッセージを送るためには、腸そのものが健康でなくてはいけません。

では腸を健康にするものは何なのでしょうか、その鍵を握っているのは腸内細菌です。腸内細菌の数と種類がバランスよく保たれていなければ、腸の健康は維持できません。

このバランスが崩れることによって起こる病気の1つにアレルギー疾患があります。例えば、今や国民病ともいわれるようになった花粉症もアレルギー疾患です。

ところが、**今から数十年前までは、花粉症という病気はなかった**のです。文献では日本人の花粉症患者が発見されたのは1963年、栃木県日光市の方でした。

日光市はそれ以前からもスギ花粉が飛んでいたのですが、それまでは花粉症の患者さんがいなかったことになります。

どうして、この頃に花粉症が出現し、その後、患者の数が増えてきたのでしょうか。実は興味深いデータがあります。

左ページの図は、日本人の食物繊維の摂取量の変化と糞便量を示しています。第1章で述べましたが、糞便の約半分は生きた腸内細菌と死んだ腸内細菌です。つまり糞便量を調べれば、腸内細菌がどれくらいいるのかがわかるのです。

食物繊維の研究をしている姫路工業大学の辻啓介《つじけいすけ》教授によると、日本人の糞便量は戦後50年間で激減したということです。グラフで見ても明らかですね。

私たちの調査によると、戦前の日本人の糞便量は1日1人あたり約400グラムぐらいでしたが、戦後徐々にその量は減り、2010年代では約200グラムにまで減っています。

一方、腸内細菌のエサである野菜の摂取量も糞便量と比例して少なくなっています。この野菜の摂取量の減少は近年も続く傾向で、1985年に1人あたり年間

糞便量の減少は腸内細菌が減っているから

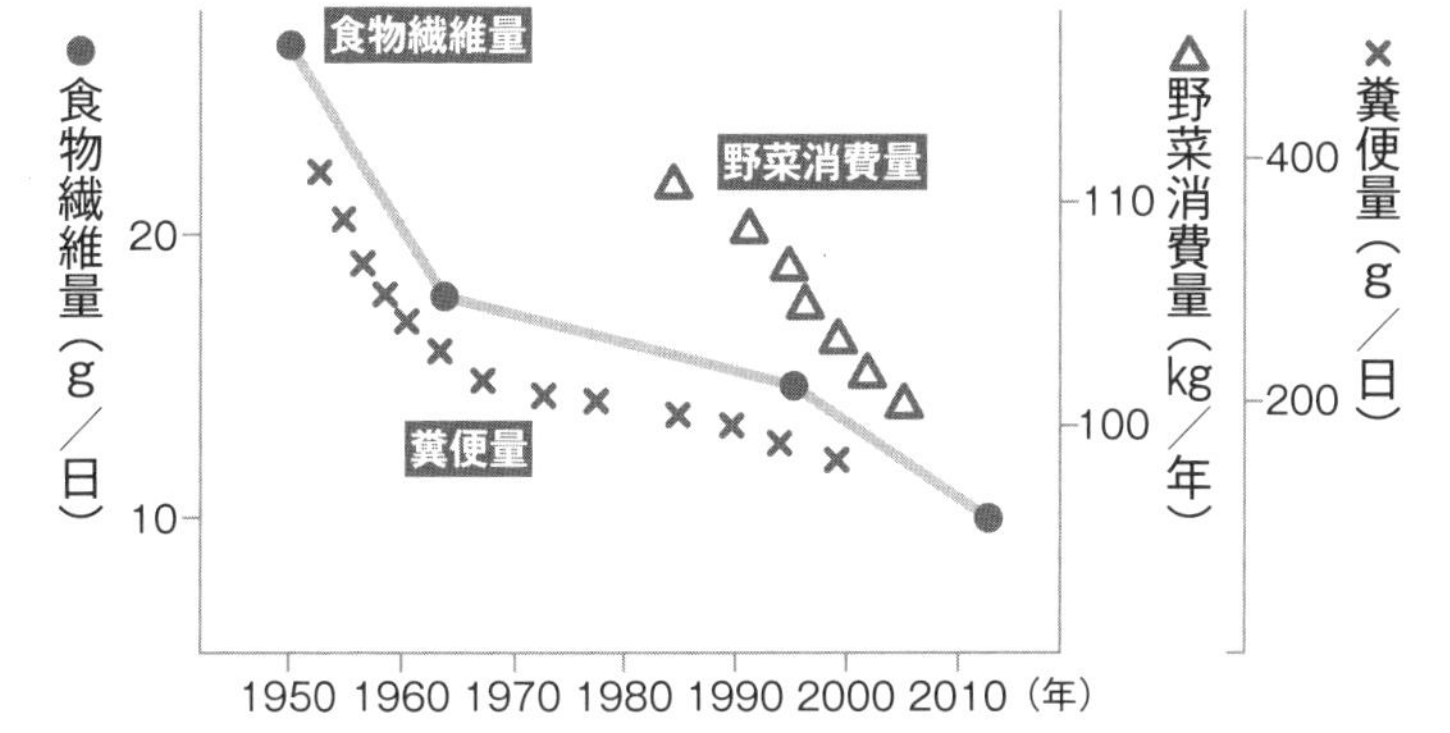

※出典：藤田紘一郎『こころの免疫学』2011年、新潮社

１１０・８キログラムあった野菜消費量は、１９９５年には１０８キログラム、１９９９年には１０２・８キログラムまで低下しています。戦前との比較では、約３分の１にまで少なくなっているのです。

腸内細菌は善玉菌や悪玉菌などのバランスも大事ですが、そもそも数が少なくては、腸の健康を保つことができません。

私は日本人の野菜摂取量が減ったことにより、腸内細菌の数も激減し、免疫が正常に働かなくなり、花粉症などのアレルギー性疾患が増えてきたのではないかと推察しています。

子どもに食物アレルギーが増えているのは？

子どもに多いアレルギー性疾患にアトピー性皮膚炎（以下、「アトピー」）がありますが、これも数十年前までの日本人にはほとんど見られない病気でした。

皮膚の表面は皮膚常在菌の作る皮脂膜で守られ、皮膚常在菌は皮膚の脂肪を食べて、脂肪酸の膜を作って皮膚を弱酸性に保ち、酸に弱い病原菌をシャットアウトしています。殺菌効果の高い薬用石けんで、一日に何度も手洗いをすると、皮膚を守っている常在菌まで殺菌してしまい、ウイルスやアレルゲンが侵入してしまいます。そのため、アトピーや乾燥性皮膚炎を引き起こすことになるのです。

アレルギーを引き起こす原因物質のことを「アレルゲン」といいます。このアレルゲンが食品であるものを「食物アレルギー」といいます。

アトピーのアレルゲンの特定は難しいのですが、食物がアレルゲンであることが多いといわれています。

食べものは消化管で分解されますが、腸が未熟なうちに離乳食を与えたり、加工食

食物アレルギーの原因となるアレルゲン

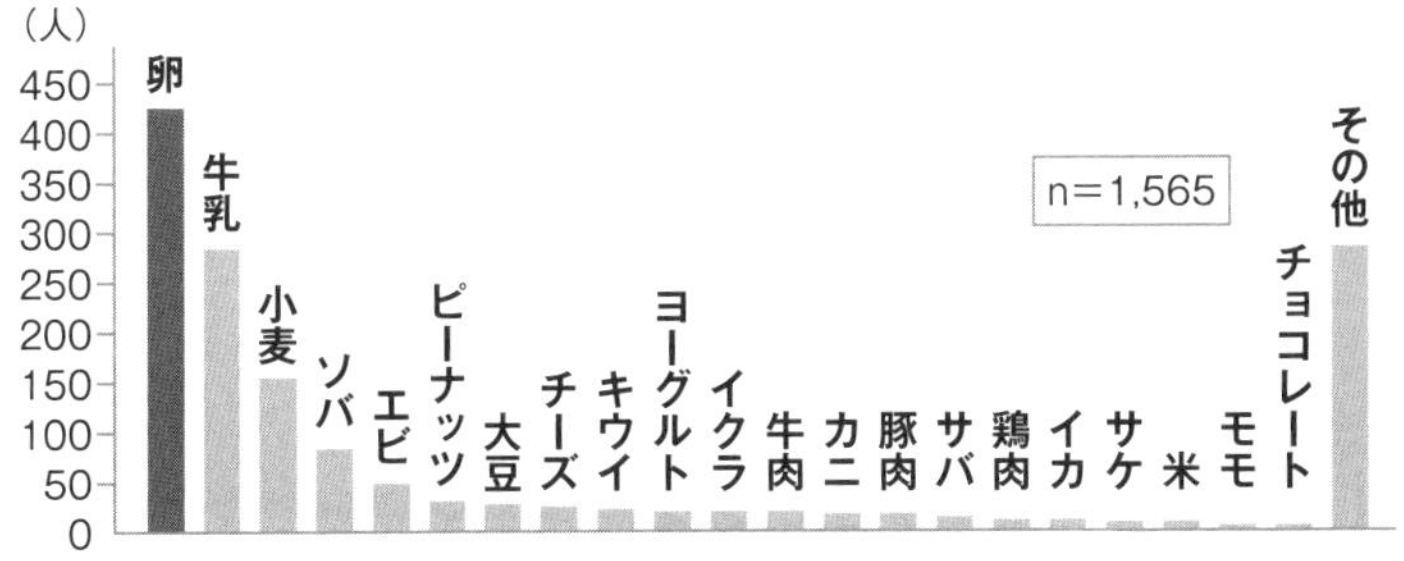

※藤田紘一郎『免疫力をアップする科学』（SBクリエイティブ）より

品などに含まれる有害物質などで腸の粘膜が傷つくと、たんぱく質がアミノ酸に分解される前の状態のまま体内に吸収され、アレルギー反応を起こすのです。

食物アレルギーで日本人に最も多いのは鶏卵で、次いで牛乳、小麦・そばなどの穀類、大豆、ピーナッツなどのナッツ類などです。

子どもに食物アレルギーが増えている原因にも腸内細菌は関わっています。特に子どもの場合は、腸内細菌の数だけでなく、種類も少ないことが影響していると考えられます。

子どもの腸内細菌の数が少ない理由は、第2章で述べたように、子どもを清潔な環境で育てるため、さまざまな種類の腸内細菌を取り入れるチャンスが失われたことです。

おじいちゃんは赤ちゃんにキスしてもよい

第2章で述べたように、子どもの腸内細菌の種類は生後1歳半で決まってしまいます。それ以降は細菌を体の中に入れても定着しません。

子育ての清潔志向は、子どもが多様な細菌を体の中に取り入れる邪魔をします。ですから、1歳半までは子どもがいろんなものをペロペロなめるのを見守ったほうがよいのです。

清潔志向の行きすぎなのか、最近はおじいちゃんが赤ちゃんにキスしようとすると、「おじいちゃんの汚い口でキスしないで!」といわれてしまいます。

その理由の1つとして、おじいちゃんの虫歯菌が赤ちゃんにうつるからだといわれています。虫歯は虫歯菌と呼ばれる細菌に感染することによって発症します。赤ちゃんの口の中には虫歯菌はいないので、おじいちゃんがキスをすると、赤ちゃんが虫歯になってしまうというのです。

しかし口腔内には虫歯のような悪玉菌だけでなく、善玉菌もいます。同じ人混みを歩いて、インフルエンザにかかる人とかからない人がいるのは、口腔内にウイルスを排除する善玉菌がいるからです。

O-157（病原性大腸菌）が繁殖している食べものを食べても、発症する人としない人がいますが、発症しない人のほうが多いことがわかっていいます。

大阪府堺市が行った小学生を対象にした調査によると、O-157を飲み込んでも発症しない子どもが30％ぐらいいるとのことです。

同じ給食を食べ、O-157を飲み込んでも発症しない子が30％、軽い下痢ですんだ子どもが60％、つまり90％の子どもは、発症しないか、発症しても軽くてすむのです。

O-157というと怖い感染症だと思われがちですが、まず口の中の細菌がO-157をやっつけ、そのガードを打ち破って侵入してきたO-157は腸の免疫がやっつけるので、免疫力が高ければ症状は軽くてすむのです。

子どものうちにいろんな菌を取り込むために、おじいちゃんが赤ちゃんにキスするのを禁止してはいけません。

腸に穴があいて血液中に
腸内細菌が入り込む
リーキーガット症候群が
さまざまな不調をもたらす

血液中から腸内細菌が発見された

腸内細菌は、腸の中で生きている微生物です。彼らは私たちが食べたものの栄養の一部をもらいながら、私たちの体に必要なビタミンなど新たな栄養素を作り出します。まさに宿主（人間）と腸内細菌は共生関係にあるのです。

ただし共生関係でいるためには腸内細菌が腸の中にいなければなりません。実際、これまでの常識では、腸内細菌が腸以外の場所で見つかることはないと考えられていました。

ところが、この常識がくつがえる衝撃的な研究報告が２０１４年に発表されました。研究を行ったのは順天堂大学とヤクルト中央研究所の研究グループで、それによると、健康な人の50人中２人の血液の中から生きた腸内細菌が見つかったというのです。確率でいうと４％の人の血液中に腸内細菌がいることになります。

腸内細菌が血管内に入り込めば、腸内細菌は正常な働きができなくなるばかりか、体のあちこちで慢性炎症を起こす原因物質にもなります。この慢性炎症がさまざまな体の不調になることが最近の研究でわかってきました。

例えば、糖尿病患者では50人中14人の血液から腸内細菌が見つかっています。糖尿病の原因の1つは慢性炎症ですが、この慢性炎症にも血液中の腸内細菌が関わっている可能性が指摘されました。

腸に穴があく病気がある

なぜ腸内細菌が、本来いるべき腸から抜けだして、血液中に流れこんでしまったのでしょうか。

それは**腸に穴があいてしまったから**です。本当に小さな穴なのですが、そのすき間から腸内細菌が血液中に入り込み、血液にのって全身をめぐるのです。

腸に穴があく原因は、腸が嫌がることを人間がしてきた結果です。例えば、先ほど述べたように、食物繊維の摂取量が少なくなったことにより、腸内細菌のエサが少なくなり、腸粘膜を守る腸内細菌が激減してしまったことも原因の1つです。

腸の声に従って食べていればよかったのに、脳にだまされ、腸のいやがる食品を選び、腸を弱らせる食事ばかりをとるようになったのです。

私たちが口から食べたものは、消化管から吸収されなければ、そのまま便として排泄されます。

吸収してよいかどうかを判断するのは腸です。腸は、体が必要としているものだけを選別しているのです。いわば腸は「関所」の役割をしているわけです。

ところが腸に穴があいていると、関所の役割を果たせません。腸が選別しようとしても、あいた穴から内容物がスルスルと通過してしまうのです。

穴から入った内容物は、本来入ってはいけない「異物」なので、人間の体に備わった免疫システムが排除しようとします。このとき異物と免疫細胞の闘いの中で起こるのが炎症です。

風邪のウイルスが体内に侵入すると、免疫システムは熱を出してウイルスを退治しようとします。この発熱も炎症の1つですが、急性の炎症です。

腸から異物が少しずつもれだしている場合は、目立った自覚症状はないことが多いのですが、実際は体のあちこちで、じわじわと慢性炎症が起こっているのです。

腸に穴があく原因は何か？

腸に穴があく症状のことを、専門的には**「リーキーガット症候群」**といいます。リーキー（Leaky）は「もれる」、ガット（Gut）は「腸」という意味です。

そのため、以前「腸もれ」と呼んで、何度か本に書いたことがあります。しかし言葉のインパクトが弱かったのか、「腸もれ」という言葉はあまり広まらなかったように思います。そこで今回は主に**「腸に穴があく」**という表現を使ってお伝えしたいと思います。

腸に穴があく原因の1つは、先ほども述べたように腸内細菌の数の減少です。腸内細菌の数が多いほど腸の保護粘膜は厚くなりますが、数が減ると保護粘膜は薄くなり、細胞と細胞の連結もゆるんでくることがわかっています。

もう1つ、腸に穴があく原因に腸内細菌のバランスがあります。第1章で腸内細菌は、善玉菌、悪玉菌、日和見菌に分けられるといいましたが、このバランスのことを

「腸内フローラ」といいます。

「フローラ」とは「お花畑」という意味で、腸の中を観察すると、腸内細菌はお花畑のように色鮮やかで、きれいな形をしています。

花のように見えるのは、腸内細菌の群れで、それぞれの群れが善玉菌や悪玉菌、日和見菌に分けられます。そして、それぞれの群れはナワバリを主張しながら、バランスをとっているのです。

そして悪玉菌が優勢な腸内フローラになると、腸に穴があきやすいことがわかってきました。

善玉菌が減って悪玉菌が増えると、日和見菌が悪玉菌に加勢します。すると腸の粘膜も著しく悪化します。

というのは、悪玉菌の多くは腐敗菌であるため、腸内で腐敗しガスを発生させます。このガスが腸粘膜の細胞を傷つけるのです。

この状態が長引くと、腸粘膜はどんどん荒れていき、また腸粘膜の細胞と細胞のゆるみも広がっていきます。

腸内細菌の数の減少と腸内フローラが悪玉菌優勢になること、これが腸に穴があく大きな原因になっているのです。

腸に穴があくとこんな症状が出る

腸に穴があくと体のあちこちで炎症が起こり、さまざまな不調や病気を引き起こします。

先ほど糖尿病患者の血液から腸内細菌が多く発見されている研究発表を紹介しましたが、その確率は約50人中14人です。

糖尿病は全身の血管が慢性炎症を起こすことによって、動脈硬化が悪化するばかりか、眼底出血などを起こす網膜症、腎臓の血管が傷つく腎障害、脳卒中、心筋梗塞といった合併症を引き起こします。

がんの発症も慢性炎症が関わっています。さまざまな部位にがんは発症しますが、共通する原因は炎症です。

例えば、胃がんは胃炎から、肝がんも肝炎の悪化により発症します。子宮頸がんなどのウイルス性のがんも、ウイルス感染により炎症が起こることによって発症するのです。

もう1つ、がん発症に共通する原因があります。それは免疫力の低下です。私たちの体内では、1日に数千個から1万個ものがん細胞が生まれています。しかしそれらのがん細胞は正常な免疫力があれば、免疫細胞によって排除されます。

ところが、腸に穴があいていると、腸も腸内フローラが正常に働くことができず、腸に約70%が集中しているといわれる免疫力が低下してしまうのです。

この他、腸に穴があくと脳内に慢性炎症が起こり、脳細胞の変性をもたらすため、認知症の原因にもなります。

さらに脳での慢性炎症は、うつ病も引き起こします。腸に穴があくことで、心の状態にも影響を与えるのです。

そして先ほど述べた食物アレルギーも腸に穴があくことによって起こります。これについては、この後詳しく述べることにします。

グルテンを多く含むパンなどの小麦食品を週2日程度に減らすと脳や体が若返る！

海外ではパンを食べない人が増えている

パンやパスタなど、小麦粉食品といえば欧米人には欠かせない主食です。ところが、欧米では小麦粉食品を食べない人が増えています。その理由は**「グルテン不耐症」**というアレルギーです。

グルテンは小麦の他、大麦やライ麦にも含まれるたんぱく質の一種で、消化されるとアミノ酸に分解されます。しかし一部のグルテンはアミノ酸まで分解されず、その手前のグルテンペプチドという分子がいくつか連なった段階にとどまります。

健常者であればグルテンペプチドは小腸を素通りして排泄されるのですが、腸に穴があいていると、グルテンペプチドが血液中にもれ出てしまうのです。

このグルテンペプチドに免疫細胞が過敏に反応して、胃痛や腹痛、便秘、下痢などの症状が出てくるのがグルテン不耐症です。パンやパスタを主食とする欧米では、グルテン不耐症の潜在的な患者数は20人に1人と推計されています。

ちなみに、グルテン不耐症はアレルゲン（この場合はグルテン）と接触して6～24

時間たってから症状が現れる「遅延型アレルギー」というタイプのアレルギーです。場合によっては数日たってから不調が現れることもあります。そのため、不調の原因がアレルギーであると気づきにくいのです。

グルテンフリー生活のすすめ

グルテン不耐症が疑われる人は、グルテン抜きの生活をすると体調が改善します。グルテンを抜くことを「グルテンフリー」といいますが、テニスのノバク・ジョコビッチ選手がグルテンフリーによって、スランプを脱したことはよく知られています。

グルテンフリーとはパンやパスタ、ピザなど小麦粉食品を一切とらないことですが、最近はグルテンを取り除いた小麦粉なども販売されているようです。

日本は戦後、パン食が一般家庭にも広がりましたが、グルテン不耐症で体調を崩す人は今のように多くなかったはずです。

ところがグルテンは日本人が好むパンのもちもちした食感に欠かせません。そのため、品種改良が進み、現在ではかつての小麦より約40倍ものグルテンを持つ小麦が生産されるようになったといわれています。

今の日本人はパンやパスタはもちろん、唐揚げやカレーライス、ハンバーグなど小麦粉を使った料理を毎日のように食べていますから、原因不明の不調がある人は、とりあえず2週間、グルテンフリーの生活をしてみましょう。それで体調がよくなればグルテンが原因だったことになります。

なおグルテンペプチドは脳細胞と構造が似ているため、免疫細胞がグルテンペプチドと間違えて脳細胞を攻撃してしまうことがあります。このため、グルテンフリーを実践すると頭もスッキリするといいます。グルテンフリーを試した人は、このような変化も確認するとよいでしょう。

ヨーグルトでアレルギーが起こる!

グルテン不耐症の人は、牛乳やヨーグルト、チーズといった乳製品にもアレルギー反応を起こすことが知られています。乳製品の「カゼイン」というたんぱく質がアレルゲンなので「カゼイン不耐症」といいます。ジョコビッチ選手もカゼイン不耐症を併発していました。

よく間違える人がいますが、牛乳を飲むとお腹がゴロゴロするのは「乳糖不耐症」といって、カゼイン不耐症とは別のものです。

カゼインは腸にとどまって腐敗しやすく、また粒子が小さいため腸から血液中にもれだしやすい性質があります。このもれだしたカゼインを免疫細胞が攻撃することで、さまざまな症状が引き起こされるのです。

カゼイン不耐症には、すぐに発症する即時型と、グルテン不耐症のように遅れて症状が出てくる遅延型があります。

遅延型は原因が乳製品にあると気づきにくいのですが、下痢や肌のかゆみ、頭痛、めまいなどの症状が現れます。

第1章で述べた腸活ブームで、腸の健康のためにヨーグルトを食べる人が増えていますが、ヨーグルトを食べたら体調が悪くなったという人は、カゼイン不耐症を疑ってみてください。グルテンと同様、2週間ほど乳製品をやめてみれば、カゼインが原因かどうかわかります。

なお、カゼインは食品添加物にも用いられています。食品にとろみをつける「増粘剤」や加工品の保水効果を高める「安定剤・結着剤」、水と脂肪を混ざりやすくする「乳化剤」などに添加されているので、カゼインをやめるときは加工食品も同時にやめるようにしましょう。

穴があいた腸を腸内細菌が修復

グルテン不耐症もカゼイン不耐症も、根本的な原因は腸に穴があくことにあります。穴がなければアレルゲンが血液中にもれ出すことはないからです。

腸に穴があく原因は腸内細菌が少ないことと腸内フローラが悪玉菌優勢になっていることなので、これを改善すれば穴も修復されます。

腸内フローラを改善する方法については、第6章と第7章で詳しく説明しますが、ここでは腸内細菌が作る短鎖脂肪酸の効果について述べておくことにしましょう。

腸内フローラが改善して善玉菌が優勢になると、腸内細菌は「短鎖脂肪酸」という物質を作り出します。この**短鎖脂肪酸こそが、穴のあいた腸を修復する「万能薬」**なのです。

短鎖脂肪酸は、酢酸や酪酸、プロピオン酸といった有機脂肪酸の総称で、腸壁の上皮細胞のエネルギー源になります。

上皮細胞とは腸壁を保護する粘液を分泌したり、水分や栄養素を吸収する働きをしています。

ところが腸内細菌の数が減って短鎖脂肪酸が作られなくなると、上皮細胞のエネルギーが足りなくなり、腸壁を保護する粘液の分泌も悪化します。その結果、腸壁が傷つき、異物の侵入を防ぐ腸管のバリア機能が損なわれてしまうのです。

また短鎖脂肪酸の1つ、酪酸は腸にあいた穴をふさぐ働きを助けます。腸の細胞は鎖状のたんぱく質で連結していますが、このたんぱく質の鎖を作る量は、腸内細菌が酪酸をどれくらい作るかによって決まってくるからです。

つまり酪酸がたくさん作られるほど、腸壁の細胞は強固につながるため、穴があかないようになるのです。

さらに短鎖脂肪酸は強い抗炎症作用をもっているので、短鎖脂肪酸が多く作られることによって、腸内で起こっている炎症が抑えられます。また短鎖脂肪酸が腸から吸収されて、血液にのって体の炎症を起こしている場所に運ばれれば、それらの炎症も抑えられるのです。

この他、短鎖脂肪酸は免疫細胞は免疫細胞の働きも助けます。免疫細胞には攻撃を仕掛ける細胞と攻撃を抑制する細胞がありますが、短鎖脂肪酸は攻撃を抑制する細胞の1つである「制御性T細胞」の成長を助ける働きがあることがわかっています。

2013年、理化学研究所の共同グループが発表した研究によると、食物繊維を少なく与えたマウスと多く与えたマウスを比べたところ、多く与えたマウスは腸内細菌の活動が高まり、酪酸の生産量が増え、制御性T細胞への作用も認められました。

制御性T細胞がよく働くようになると、アレルギーの改善効果も期待できます。アレルギーは異物に免疫細胞が過剰に反応することによる炎症が原因ですから、過剰な反応を抑える制御性T細胞をよく働かせることによって改善できるのです。

短鎖脂肪酸を補給するには酢をとるのがおすすめ

短鎖脂肪酸は腸内細菌が作り出す物質ですが、食べものとして取り入れることもできます。

先ほど短鎖脂肪酸は、酢酸や酪酸、プロピリン酸などの総称といいましたが、酢酸は調味料の酢に含まれる栄養素です。したがって、酢をとると腸壁のエネルギー源となる酢酸を補給することができるのです。

腸内フローラを改善して酢酸などの短鎖脂肪酸がたくさん作られるようにすると同時に、酢酸が豊富な酢を食事に取り入れることで、腸壁は穴があきにくい強固なものになるのです。

また酢にはその他の健康効果も明らかになっています。その1つが高血圧の予防・改善効果です。

酢の酢酸には血圧の上昇を抑える効果があり、**大さじ1杯（15ミリリットル）の酢を毎日とると血圧が下がることが確認されています。**ただし酢をとるのをやめると、血圧は元の数値に戻ってしまいます。

しかし酢がいくら体によいからといって、原液のまま飲めば食道や胃の粘膜を荒らしてしまいます。私は酢の物にしてとるようにしていますが、水などで薄めてドリンクにして飲んでもよいでしょう。

第6章

2週間で腸のデブ菌が減り、ヤセ菌が増える

共生する腸内細菌の種類は1歳半で決まってしまうが、腸内フローラを変えればお腹の環境は劇的に改善する

腸内細菌の種類は一生変わらない

これまで述べてきたように、腸にどんな細菌が定着するかは、1歳半で決まります。それ以降、腸内細菌の種類は一生変わらないのです。

お母さんの子宮の中にいる胎児の腸は無菌状態ですが、生まれてくるときに、お母さんが持っている細菌を取り込みます。さらに赤ちゃんが物をペロペロなめたりして、さまざまな細菌が腸の中に棲みついて、腸内細菌との共生が始まるのです。

それらの細菌が腸内に定着できるのは約1歳半までです。それ以降、体の中に入ってきた種類の違う細菌は腸に定着することはできません。

健康な腸を作る条件の1つは、多様な腸内細菌がいることです。現代のような清潔な環境で赤ちゃんを育てると、その腸内細菌の多様性が失われてしまうのです。これは、これからお母さんになる女性たちに、ぜひいっておきたいと思います。

では、すでに清潔な環境で育てられてしまった子ども、あるいは大人はもはや腸内環境を変えるチャンスがないのでしょうか。

安心してください。どんな人でも、食生活などを変えることで腸内環境を改善することは可能です。

しかし腸内細菌の数は変えることができる

腸内細菌の種類は変えられませんが、存在している腸内細菌の数を変えることはできます。第5章で述べましたが、腸内フローラとは善玉菌や悪玉菌のバランスのことです。

生まれたばかりの赤ちゃんは、ビフィズス菌という善玉菌がほとんどです。母乳で育った赤ちゃんは99・7%、ミルクで育てた場合でも90%はビフィズス菌が占めています。

ところが離乳食をとり始めるとビフィズス菌は10~15%くらいまで減ってしまうのです。

この状態は成人になってもあまり変化しません。しかし、60歳を過ぎるとビフィズス菌や乳酸菌などの善玉菌は減り、悪玉菌が増えて腸内フローラが悪化する傾向が見られます。

またそれより若い人でも食物繊維などをあまりとらない生活をしていると、悪玉菌が増えてきます。

腸内では善玉菌と悪玉菌が、お互いのナワバリを主張して、勢力争いを繰り広げています。善玉菌優位にするには、善玉菌の数を相当増やさないといけないと思う人もいるでしょう。

でも、実際はお互いの勢力が少し変わるだけで激変するのです。というのは、第2章で述べましたが、善玉菌と悪玉菌を合わせても腸内細菌全体で見れば約30%程度にすぎません。

しかしこの30%の中で善玉菌が優勢になると、残り70%の日和見金が善玉菌に味方します。その結果、腸内環境はよくなってくるのです。

腸内環境がよくなれば免疫力が高まり、病気の予防になるため、健康長寿が叶います。

理化学研究所の辨野義己《べんのよしみ》博士と東京大学名誉教授の光岡知足《みつおかともたり》氏のデータによると、

長寿地域として知られる沖縄県の高齢者の腸内細菌の数（糞便中の細菌数）を調べたところ、沖縄県の高齢者のビフィズス菌の数は東京都の高齢者の約10倍多く、一方、悪玉菌の代表ともいえるウェルシュ菌の数は東京都の高齢者の１００分の１ほどであることがわかりました。

どんな腸内細菌がいるのか調べる方法

具体的な腸内細菌の名前が出てきたところで、少し整理してみましょう。代表的な善玉菌には、ビフィズス菌や乳酸菌があります。乳酸菌はヨーグルトやぬか漬けに含まれる菌として有名ですね。

次に代表的な悪玉菌はウェルシュ菌、ブドウ球菌、大腸菌などです。大腸菌は食中毒を起こす細菌として一般的には知られていますが、私たちと共生している菌の１つです。ただし悪玉菌といっても、少しはいなくてはならない菌です。

そして代表的な日和見菌にはレンサ球菌やバクテロイデス菌などがあります。

今述べた細菌の特徴は培養できることです。少し前までは、腸内細菌を調べるため

腸内細菌は日和見菌が圧倒的に多い

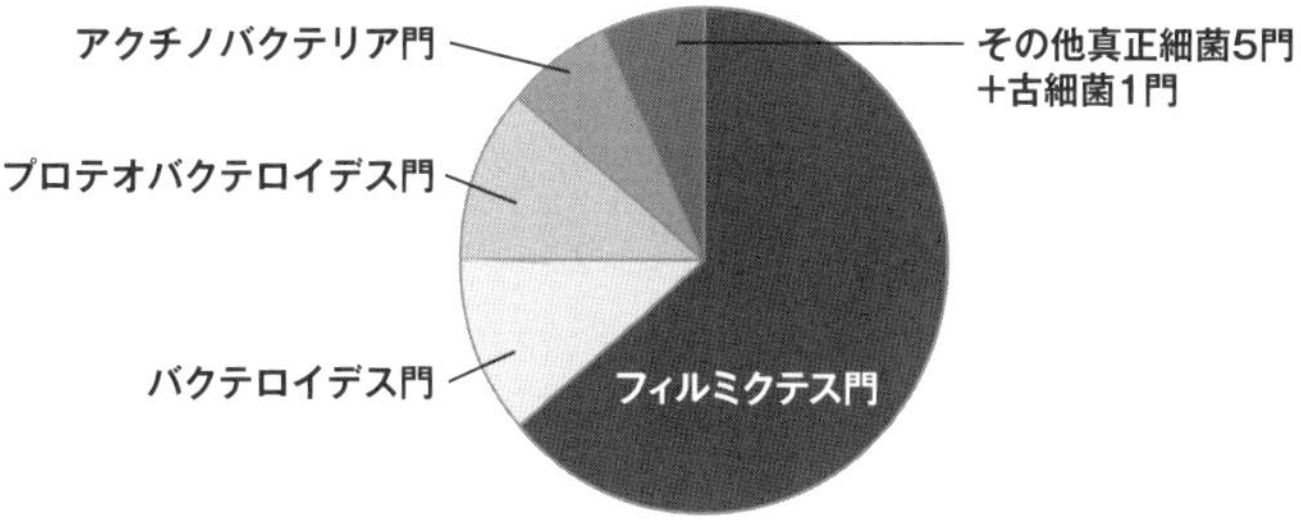

遺伝子検査の結果（培養できない菌も含む）

1位	フィルミクテス門	45%	悪玉菌が好きな日和見菌
2位	バクテロイデス門		善玉菌が好きな日和見菌
3位	プロテオバクテロイデス門		悪玉菌といわれる菌で全体の15%以下
4位	アクチノバクテリア門		善玉菌といわれる菌で全体の10%以下

には培養しなければなりませんでした。

ところが、この方法では全体の3割程度しか調べられません。実は約7割の細菌は培養できないのです。

しかし近年、遺伝子を調べることによって、残り7割の細菌のことも詳しくわかってきました。

遺伝子検査の結果が、上のグラフです。最も多いフィルミクテス門の細菌は日和見菌です。これを見ると、腸内細菌のほとんどは日和見菌であることがわかります。

腸内細菌にはたくさんの種類がある

フィルミクテス門などの「門」というのは、大相撲の部屋の「一門」のようなものです。「○○部屋」が腸内細菌で、「○○一門」が門です。一門の力士は仲間ですから、一緒に稽古をすることもあります。腸内細菌は培養できる菌が100種類、培養できる菌は民族によって異なり、1000から2000種類くらいありますから、門で見ないとどのような腸内フローラになっているかわかりにくいのです。

さて、前ページのグラフで1位のフィルミクテス門は、悪玉菌が好きな日和見菌です。2位のバクテロイデス門は、善玉菌が好きな日和見菌です。1位と2位の日和見菌だけで45%を占めています。

そして3位のプロテオバクトロイデス門が悪玉菌のグループ、4位のアクチノバクテリア門が善玉菌です。このグラフでは善玉菌と悪玉菌を合わせても、30%にも満たないことがわかります。

悪玉菌を減らして善玉菌を増やすと、フィルミクテス門は悪玉菌に加勢するのをやめ、バクテロイデス門は善玉菌の味方につきます。しかし、ただ善玉菌が増えればよいというものでもありません。

第1章で紹介した「腸活ブーム」に象徴されるように、腸の健康法というと、善玉菌だけを増やそうとする風潮がありますが、それだけで腸内フローラを変えることはできません。

大事なのは善玉菌と悪玉菌のバランスです。このバランスが良好に保たれていると、腸の機能は正常に働き、免疫力も高まります。

逆にこのバランスが崩れると、消化吸収が悪くなったり、免疫力が低下したり、ホルモンの分泌が悪くなるなど、体のあちこちに悪影響が出てくるのです。

バランスをよくするには、乳酸菌などの善玉菌だけをとり入れるのではなく、体によいといわれるさまざまな細菌をとり入れるのも効果的です。

例えば納豆を食べても納豆菌が腸内に定着することはありません。しかし第1章でも述べたように、納豆菌を腸の中に入れると、腸内細菌のバランスがよくなって、結果的に免疫力が高まることがわかっています。

腸内フローラを変えるのは
たった2週間あればよい。
デブ菌が減ってヤセ菌が
増えれば簡単にやせられる

太る腸内細菌とやせる腸内細菌

肥満は高血圧や糖尿病といった生活習慣病を引き起こすばかりか、見た目もよくありません。

実際、肥満を解消しようとダイエットに挑戦する人がたくさんいますが、どうしてもやせられないという人がいます。

実は世の中にはやせやすい人とやせにくい人が存在します。その理由の1つに、腸内細菌が関わっているのです。

腸内細菌には**太らせる性質を持つ「デブ菌」とやせやすくする「ヤセ菌」**がいます。ダイエットに成功する早道は、デブ菌を減らして、ヤセ菌を増やすことなのです。

デブ菌は先ほど出てきた「フィルミクテス門」に属する細菌です。この門の細菌の特徴は、食べものの栄養素を無駄にしないことです

そのためデブ菌が増えると、わずかな食べものからも大量のエネルギーを吸収する

体になってしまいます。その結果、体に入ったエネルギーが消費できず、脂肪として蓄積され、デブになってしまうのです。

人類の長い歴史のほとんどは飢餓との戦いでした。飢餓を生き延びるためには、効率よく栄養素を吸収するデブ菌と共生する必要があったのでしょう。

ところが現代のような飢餓と無縁であるばかりか、食べものにあふれた時代には、デブ菌が多いと、デブ菌のエサになる食べ物をちょっと食べただけでも太ってしまうのです。

一方のヤセ菌は「バクテロイデス門」に属する細菌で、デブ菌のように食べものから栄養素を留めず、エネルギーとして使用します。そのため、脂肪や糖質の吸収率も低くなり、やせやすくなるのです。

またヤセ菌は食物繊維を分解する過程で、肥満を防ぐ短鎖脂肪酸をたくさん作りだします。

第5章で短鎖脂肪酸の腸粘膜を修復する働きについて述べましたが、短鎖脂肪酸には脂肪の蓄積を減らし、全身の代謝を活発にして肥満を防ぐ作用もあります。

デブ菌とヤセ菌について説明しましたが、デブ菌とヤセ菌は、善玉菌と悪玉菌のように勢力争いをしながら存在しています。つまりデブ菌が増えればヤセ菌が減り、ヤセ菌が増えればデブ菌が減るという関係にあるのです。このことが理解できれば、今まで何度もダイエットに失敗した人も、簡単にやせることができます。

デブ菌を減らしてヤセ菌を増やすには？

デブ菌が好む食べものの1つは糖質です。糖質は甘いお菓子の他に、ご飯やパンなどの炭水化物にもいっぱい含まれています。第3章で述べた脳がだます食べものでもあります。

脂肪もデブ菌が好む食べものです。2014年、アメリカのカリフォルニア大学のアミール・ザリンバー氏らが発表した研究でも明らかにされています。

この研究は、マウスを普通のエサを与えたグループと、脂肪の多いエサを与えたグループに分け、さらにエサを与える時間に制限を設けたグループと、制限しないグループに分けて、それぞれの腸内細菌を調べました。

結果は、通常のエサではデブ菌の増加は見られず、脂肪の多いエサでも、時間制限を設けると、デブ菌が増えないことがわかりました。

つまり、時間を問わずに脂肪をとるとデブ菌が増えてしまうのです。おやつや、夜中にコンビニの唐揚げを食べるような食習慣がある人は、デブ菌が増えるきっかけを作っていることになります。

これは糖質にも同じことがいえます。自分へのご褒美と称して、お菓子などを頻繁に食べているとデブ菌はどんどん増えていきます。

一方、ヤセ菌が好む食べものは高食物繊維で低脂肪の食べものです。アフリカのある地域の人々の腸内は、ヤセ菌が優勢であることがわかっています。

ところが同じアフリカでも、食物繊維が少なく、高脂肪の食事が多い都市生活者では、デブ菌が優勢になることがわかっています。

またヤセ菌は日和見菌の一種ですから、善玉菌を増やすことも重要です。善玉菌が優勢になると、日和見菌はよい働きをする方向に向かうからです。

特にデブ菌は悪玉菌に荷担しやすく、ヤセ菌は善玉菌と仲よくなる性質を持っています。したがって、ヤセ菌の勢力を拡大するには、善玉菌を増やすことも大事になってきます。

腸内フローラは2週間で変わる

ヤセ菌が優勢な腸内フローラにするためには、それほど多くの期間を必要としません。結論からいえば、2週間もあれば十分です。

それを明らかにしたのが、2018年に放映されたテレビ番組『世界で一番受けたい授業』（日本テレビ系）で行われた実験です。

この実験の企画が生まれたきっかけは、番組の担当ディレクターから、2週間で腸内フローラが本当に変わるかどうかを証明してほしいといわれたからです。

そこで私が提案したのが、「酢キャベツ」を食べることでした。5人のモニターが**2週間、酢キャベツを食べ続けた結果、ほぼ全員の腸内環境が改善した**ことが証明できました。

酢キャベツというのは、私が自分の健康のために続けてきた健康法の1つです。キャベツを千切りにして、塩でもみ、酢につけるだけできる簡単な料理ですが、詳しい作り方は161ページをご覧ください。

キャベツと酢は、最強の組み合わせ

腸内フローラの改善にキャベツはとても優秀な野菜です。なにより、水溶性食物繊維と不溶性食物繊維がバランスよく含まれているため、それらがヤセ菌のエサになって、腸内環境を整えてくれるのです。

また、キャベツは抗酸化作用の強い野菜です。人体では活性酸素という細胞を酸化させる物質が発生しています。細胞の酸化は、がんや脳卒中、心筋梗塞などの怖い病気を引き起こす原因になりますが、キャベツの抗酸化作用は、この酸化を食い止める働きがとても強力なのです。

次ページの図は、アメリカの国立がん研究所が、がんを予防する食品をまとめたものです。「デザイナーフード・ピラミッド」と呼ばれていますが、ピラミッドの上に行くほど抗酸化力が強く、がんの予防効果が高い野菜です。

デザイナーフードピラミッド

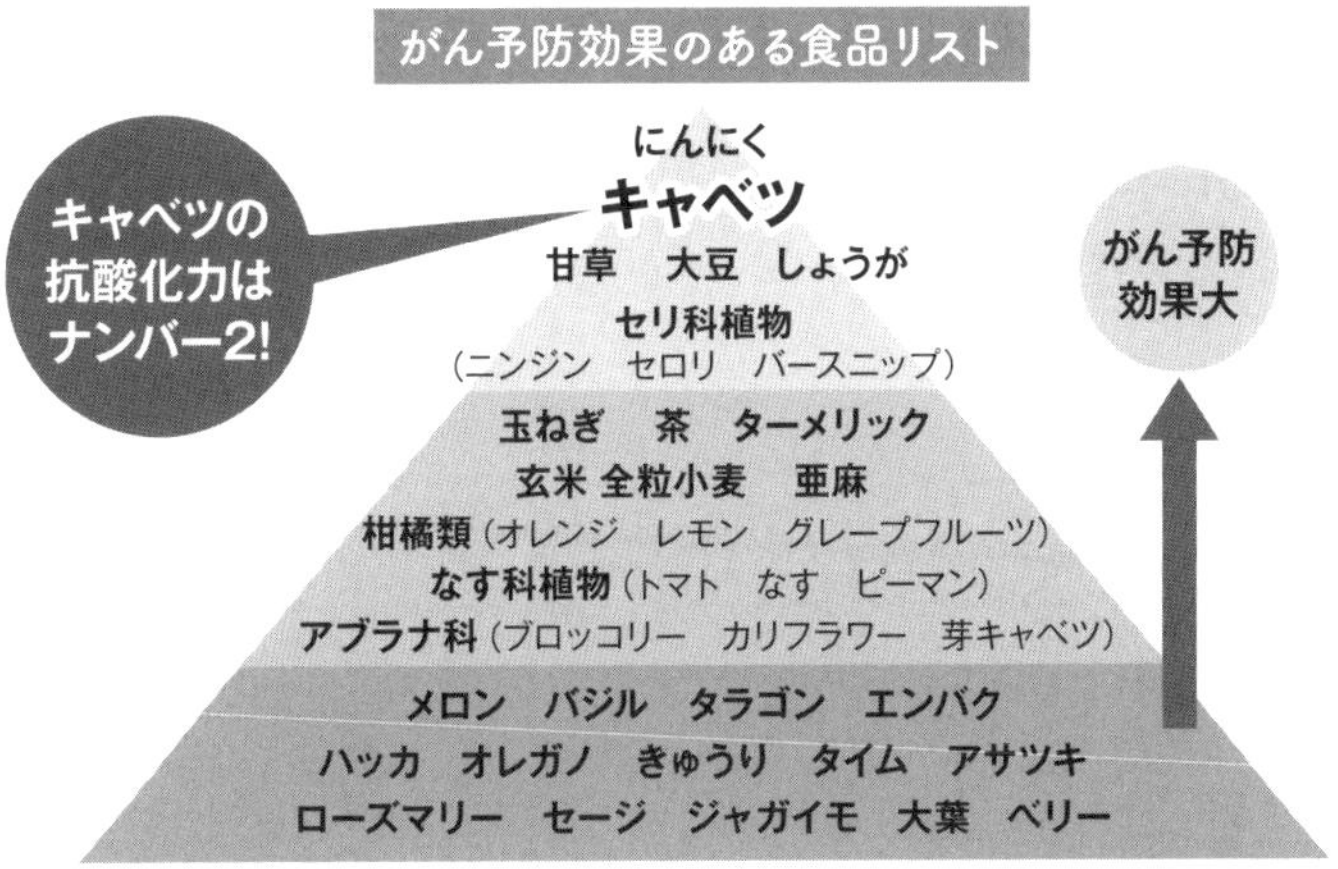

※米国国立がん研究所(NCI)の研究より

図を見ればわかるように、キャベツはニンニクに次ぐナンバー2です。

このスーパー野菜ともいえるキャベツに加えるのが酢です。酢の主な成分は、短鎖脂肪酸の一種である酢酸です。

第5章で述べたように、短鎖脂肪酸は腸壁のエネルギー源となって、腸の健康を保つ働きがあります。

短鎖脂肪酸は食物繊維をエサにして腸内細菌が作りますが、酢でとる短鎖脂肪酸は短鎖脂肪酸の働きの他に腸内環境をよくするなどの働きもあるため、食物繊維が豊富なキャベツと一緒にとることによって、相乗効果を発揮するのです。

1日100グラムの酢キャベツを食べるだけで肥満が改善するばかりかうつな気分も晴れやかになる

酢キャベツでヤセ菌が増加した

先ほど紹介したテレビ番組『世界で一番受けたい授業』では、５人のモニターの実験を行う前に、元サッカー女子日本代表選手でタレントの丸山《まるやま》桂里奈《かりな》さんが「酢キャベツダイエット」と題して、酢キャベツを試しています。ちなみに丸山さんは酢キャベツを毎食前１００グラム食べていました。

酢キャベツを食べ始める前の丸山さんのデブ菌は13％でした。しかし2週間、酢キャベツを食べた後ではデブ菌は８％に減っていました。

これに対し、ヤセ菌のほうは始める前の39％から65％にまで増加していました。もともとヤセ菌は多いほうでしたが、さらに増えてやせやすい体質に変わったのです。

しかもその変化は体重にも現れています。始める前の体重が59・５キログラムだったのに対し、２週間後には57キログラムで、２・５キログラム減。ウエストは78・９センチから71センチで、約８センチ減りました（丸山さんの数値は、藤田紘一郎『デブ菌撲滅！藤田式　食前　酢キャベツダイエット』（ワニブックス）より）。

5人の実験では尿中のインドキシル硫酸の濃度を調べました。インドキシル硫酸は尿中に排泄される腐敗物質ですが、腸内で悪玉菌が作り出しています。つまりインドキシル硫酸の濃度は腸内フローラが改善されたかどうかの指針になるのです。

結果は、5人のうち4人はインドキシル硫酸の濃度が低下しました。すなわち、腸内フローラが改善されたということです。

1人は数値が微増しましたが、この人はもともと数値が低かったので、現状維持と考えられます。全体としては、酢キャベツの効果がはっきり認められたといえます。

1日100グラムの酢キャベツでやせる

丸山さんは、毎食前100グラムの酢キャベツを食べていました。しかし5人のモニターによる追加実験を行うときは、1日1食のみ100グラムにしました。

というのは、毎食100グラムの酢キャベツを食べるのは現実的ではないからです。例えば、お昼など外食する人は、酢キャベツを持ち歩かなければなりません。そこで、1日100グラムでも効果があるのかを確かめたのですが、先に紹介したように、非常によい結果が出たわけです。
なお実験では、酢キャベツを1日100グラム食べることだけを条件としましたが、ダイエット効果を上げるためには、次のようなコツがいくつかあるので紹介します。

1つ目は酢キャベツを食事の前にとる**「食前酢キャベツ」**です。食物繊維を先にとることで、血糖値の急上昇を抑えます。血糖値がゆるやかに上がると、糖をエネルギーに換えるインスリンの分泌が少なくなります。余った糖質はインスリンによって脂肪として蓄えられるので、インスリンの分泌が少ないと、脂肪の蓄積を防ぐことができるのです。

2つ目は**キャベツを漬けた酢も一緒に飲む**こと。酢には短鎖脂肪酸（酢酸）が含まれているので、これを無駄にしないためです。

3つ目は**間食に糖質の多いものを避ける**こと。糖質はデブ菌の好物です。間食したいときには糖質の少ない、ゆで卵やピーナッツなどをとるとよいでしょう。

4目は**「白い主食」は控えめにすること**。白米やパン、うどん、ラーメン、パスタなど、食物繊維をとり除いた白い主食は、糖質のかたまりであり、デブ菌のエサになります。その代わりに、玄米や五穀米、全粒粉のパンやパスタなどを利用し、少なめの量をよくかんで食べるようにします。

藤田式・酢キャベツの作り方

酢キャベツは誰でも簡単に作れます。先に述べたように、作る工程は、キャベツを太めの千切りにして、塩でもみ、酢に漬けるだけです。レシピにも書いていますが、お好みで粒マスタードを入れると、よりおいしく食べられます。

作ってすぐ食べることができますが、半日以上おくと、酢とキャベツがなじんで、より食べやすくなります。さらに時間をおくと、発酵して乳酸菌が増えてくるので、より効果が期待できます。冷蔵庫で保存すれば7～10日は持ちます。

塩はミネラルが豊富に含まれている自然塩や岩塩などを選びましょう。塩化ナトリウムの濃度が非常に高い精製塩はおすすめしません。

腸内フローラが2週間で変わる

Dr.藤田流　酢キャベツの作り方

材料（作りやすい分量）

キャベツ…大玉1／2玉
酢…200ミリリットル
粒マスタード…小さじ2杯(好みで)
ジッパー付きの保存袋…1枚

作り方

1. キャベツを洗い、千切りにする
2. キャベツを塩をジッパー付きの保存袋に入れ、しんなりするまで軽くもむ
3. 2に酢を注ぐ。お好みで粒マスタードを入れる
4. 袋のジッパーを閉じて、さらに軽くもむ
5. 保存容器に移す。半日ほど漬け込んだらできあがり

食べ方

1日100グラムを目安に食べる。食事の最初に食べるのがコツ

保存方法

冷蔵庫で1週間を目安に食べきる

肥満を改善すればどれくらい体調がよくなるのか

酢キャベツを始める前に、私は「食前キャベツ」と糖質制限で10キログラムやせた経験があります。酢キャベツはこの食前キャベツを進化させたものです。

食前キャベツのやり方は、食事の前に約100グラムの生のキャベツを色々な調味料（味噌、バルサミコ酢など）で食べるだけ。食事の前にキャベツをよくかんで食べると、小腹が満たされます。それから食事を始めれば、ガツガツしないで、ゆっくり食事をとることができます。

また、生のキャベツはよく噛まないと飲み込めません。**逆によく噛んで時間をかけてキャベツを食べると、満腹中枢が刺激され、主食のご飯がなくても食事が満足できるようになった**のです。

2週間ほどたつと、脳の糖質依存が消えたのがわかりました。つまり、だます脳に従うことなく、腸の声が聞こえるようになったのです。あれほど欲していたご飯も甘いものも「食べたい」と思わなくなりました。

私の経験からも、**だます脳に従うことなく、脳依存から抜け出すには、だいたい2週間が必要**です。糖依存を断ち切らないと、ダイエットは挫折し、リバウンドしてしまいます。

私がダイエットを決意したのは、もう10年以上も前のことですが、肥満が原因で糖尿病を発症したことがきっかけでした。その当時の私は、仕事が忙しく、ストレス解消を食に求めていたこともあり、まんまと脳にだまされてしまったのです。

肥満から引き起こされる病気は糖尿病の他、高血圧、脂質異常症（コレステロールや中性脂肪の値の異常）などの生活習慣病があります。これらの病気を放置すると、動脈硬化が進んで、脳卒中や心筋梗塞のリスクを高めます。

私も本気でダイエットを決意する前は、「このままでは長く生きられない」と感じていました。

しかしダイエットに成功してからは、糖尿病はすっかり治り、以後、再発することはありません。

なお糖質制限については、第4章で述べたように、厳密にやりすぎると、ホモシス

テイン値を上げて、体内に炎症物質を増やすので、適度に行うように心がけるように
しましょう。

腸内フローラの改善で気分までスッキリ

酢キャベツでヤセ菌が増えると、腸内フローラが改善し、腸内細菌が私たちの体に有用な物質をたくさん作り出します。「幸せホルモン」とも呼ばれるセロトニンもその1つです。セロトニンについては、第4章の骨スープのところでも説明しましたが、脳内に不足すると、うつや気分がすぐれないといった症状を引き起こします。

そのため、腸内フローラが改善してお腹の調子がよくなると、気分までスッキリするという人も少なくありません。私自身も経験があります。

さらに腸内フローラが改善されると、脳にだまされにくくなり、腸の声に従って食べられるようになります。つまり本当に食べたいものがわかるようになるのです。

腸の声に従って食べていれば、人から「偏食」といわれようが、その人にとっては正しい食事なのです。

第7章

腸を強くして免疫力を高める食事の法則

７つの法則の中から好きなものを食べるだけで腸内フローラが改善し、病気になりにくい体になる

嫌いなものは食べなくてよい

これまでの章で述べてきたように、体が必要としている食べものは腸が知っていて、腸は何を食べたらよいかメッセージを送っています。そのことを「腸の声」と表現しましたが、腸の声に従って食べれば、お腹の調子がよくなり、腸内フローラが改善されて、免疫力も高まります。

腸内フローラが改善されると、デブ菌が減る一方、ヤセ菌が増えて肥満が解消されます。やせると見た目がよくなるばかりか、糖尿病や高血圧などの生活習慣病の予防にもなります。

ただし脳にだまされていると、腸の声は聞こえてきません。糖質や脂肪は脳をだます食品なので、例えば甘いものをいつもパクついていて、どうしてもやめられないという人は、私が行ったように、1度「糖質断ち」をしてみるとよいでしょう。

この章では、腸内フローラが改善する食事の法則を7つの項目に分けて解説しますが、大事なことはここに書かれている食べものであっても、嫌いなものは食べる必要がないということです。

巷には「これを食べれば健康になれる」といった内容の本があふれていますが、これまで述べてきたように、その人の体に合わない食べものもあります。

また本に書いていたとおりの食べ方をして、逆に体調を崩すこともあります。私が経験したように、腸によい食べものも食べすぎれば、逆に腸内フローラを悪化させてしまうこともあるからです。

ですからこの章で述べることは、あくまで原則であって、**「これを必ず食べなさい」という意味ではありません。**少なくとも、ここで紹介するすべての食べものが嫌いという人はいないでしょう。むしろ**この中に好きな食べものがあったら、進んで食べてください。**

腸によい食事の基本を知る

次ページより、腸によい食事の7つの法則を紹介します。7つの法則に含まれる食べものをバランスよく食べるのが理想ですが、例えば「法則4」では酢をとることをすすめています。第6章でレシピを紹介した「酢キャベツ」もその1つです。

しかし世の中には「どうしても酢が苦手」という人もいます。こういう人は無理して酢をとる必要はありません。酢をとる目的は短鎖脂肪酸をとりたいからですが、そもそも短鎖脂肪酸は腸内細菌が作り出す物質の1つなので、腸内フローラが改善されれば、腸内細菌が作る短鎖脂肪酸の量も増えてきます。

その分、酢が苦手な人は、腸内細菌のエサになる食物繊維を多く含む食品の中から好きなものを積極的に食べるようにすればよいのです。

7つの法則を知ることによって、苦手な食べものをなにで補えばよいかもわかってくるでしょう。

そして最も基本となるのは、腸の声に従うことです。具体的には、食べ方を変えてお腹の調子がよくなるかどうかが大事です。

酢キャベツの実験で明らかになったように、条件がよければ**腸内フローラは2週間で改善します。**お腹の調子がよくなっていれば、その食べ方はその人の体に合っています。そのまま続けてください。

法則1

抗酸化食品をとる

トマトやニンジンなどの色の濃い野菜

私たちの体を動かすエンジンには、解糖エンジンとミトコンドリアエンジンがあると第3章で述べました。

このうちミトコンドリアエンジンは、燃費がよく効率がよいのですが、1つだけ注意点があります。それはミトコンドリアエンジンがエネルギーを作り出すとき、**約2%の酸素は「活性酸素」を発生させます。**

ただ、ミトコンドリアは活性酸素を無駄に発生させているのではありません。体内に侵入した病原体を消すため免疫のシステムの一部として働いているのです。しかし、糖を摂りすぎていると解糖エンジンばかりが動き、ミトコンドリアエンジンは必要以上の活性酸素を発生させます。活性酸素は細胞を酸化させて、老化を進めたり、病気の引き金になります。腸の細胞も例外ではありません。

酸化を防ぐため、体内では活性酸素を無毒化するシステムが備わっていますが、それだけでは十分ではありません。そこで、ぜひ食べて欲しいのが酸化に対抗する「抗酸化食品」です。

抗酸化食品の代表は色の濃い野菜です。具体的には、トマト、ニンジン、ピーマン、パプリカ、ブロッコリー、ホウレンソウなどです。これらの野菜の色素には、「ファイトケミカル」と総称される抗酸化物質が含まれています。

例えば、トマトにはリコピンという抗酸化物質が含まれていて、抗酸力が高い成分として知られるビタミンEの100倍もの抗酸化力を持っているといわれています。またニンジンにはβ-カロテン、赤いパプリカにはカプサイシン、ブロッコリーにはゼアキサンチン、ホウレンソウにはルテインという抗酸化物質が含まれています。

野菜ではありませんが、緑茶にもカテキンと呼ばれる抗酸化物質が豊富なので、緑茶を飲んでも活性酸素を無毒化する効果があります。

なお、これらの野菜の抗酸化物質は油や脂肪と一緒にとると吸収がよくなるので、炒めものなどにすると効果的です。トマトなどによい油（法則6参照）をかけて食べてもかまいません。

法則2

免疫力を高める食品をとる

キャベツやニンニク、タマネギなど

腸内フローラが改善すると、腸に70％以上集中しているといわれる免疫細胞が活性化されて免疫力を高めます。

免疫とは、体内に備わった病気と闘うシステムのこと。免疫力が高ければインフルエンザに感染しなくて済むし、もし感染しても症状が軽くすみます。どんな病気も免疫力を高めておくことが予防や改善につながります。がんも例外ではありません。

また、食べものの中には、それを食べると免疫力が高まるものがあります。第6章で紹介したキャベツも免疫力を高める作用が強く、アメリカの研究では、がんを予防する効果がニンニクに次いで第2位となっています（155ページ参照）。

キャベツが免疫力を高めるのは、イソチオシアネートという成分の働きが大きいのですが、実はこの成分も抗酸化物質の1つ、つまりファイトケミカルの一種です。

イソチオシアネートは、ダイコンやワサビ、菜の花、そしてブロッコリーにも含まれていますが、**活性酸素を無毒化するだけでなく、血液をサラサラにしたり、悪玉コレステロールの増えすぎを抑える働き**もあります。さらに**腸内では悪玉菌の増殖を抑える働き**もあるのです。

がんを予防する第1位の食品、ニンニクには、アリシンという辛味成分が含まれています。アリシンは**生で食べると胃がんや大腸がんを予防し、抗菌効果を発揮**します。ただし生のニンニクは胃への刺激が強いので、ひとかけをすり下ろして薬味にするとよいでしょう。

アリシンはタマネギやネギにも豊富ですが、加熱調理するときはビタミンB_1を多く含む豚肉や大豆食品などと一緒にすると効果的です。

加熱するとアリシンの効果は失われてしまいますが、ビタミンB_1と一緒に加熱すると、熱に強いアリチミンに変わります。アリチミンはアリシンと同じような働きをします。疲労回復物質であるビタミンB_1を体内に長くとどめておく作用があるため、ニンニクやネギ類を普段から食べていると疲れにくくなります。

法則3 食物繊維が豊富な食品をとる

キノコや海藻など

食物繊維には水溶性と不溶性がありますが、腸内細菌のエサとなるのは水溶性食物繊維です。

一方、不溶性食物繊維は水分を吸収してふくらみ、腸にたまった不要物をからめとりながら便を大きくする働きがあります。大きくふくらんだ便は腸の中をきれいに掃除してくれるのです。そして腸の中がきれいになると、腸管の働きがよくなります。

目標とする食物繊維の摂取量は、成人男性で1日あたり19グラム以上、成人女性は17グラム以上です。しかし現在の日本人の食物繊維の摂取量は、1日14グラムにも満たないと推計されています。

食物繊維が圧倒的に豊富な食品はキノコです。そして**水溶性と不溶性の食物繊維がバランスよく含まれています。**

よく食べられているキノコ100グラムあたりの食物繊維の量は、マイタケ3・5グラム、シメジ3・7グラム、エノキダケ3・9グラム、シイタケ4・2グラムとなっています。つまり**キノコを100グラム加えることで、不足分の大部分を補うことができる**のです。

キノコには免疫力を高めるβ-グルカンというファイトケミカルが豊富です。この成分は水に溶けるので、みそ汁や鍋にして溶けた汁も飲みきるのが、キノコの成分をあますところなくとるコツです。

コンブやワカメ、モズクなどの海藻も水溶性と不溶性の食物繊維が豊富です。コンブのだし汁には水溶性食物繊維がたっぷり含まれ、腸内細菌のエサになります。

水溶性も不溶性も一緒にとりたいなら、ワカメがよいでしょう。特におすすめなのはカットワカメです。乾燥している分、わずかな量で増えて、手軽に利用できます。

またテングサという海藻の加工食品である寒天もおすすめです。私は糸寒天を常備して、みそ汁に入れたり、水で戻してサラダにのせて食べたりしています。

法則4

短鎖脂肪酸をとる

酢酸が豊富な酢をとる

短鎖脂肪酸は、酢酸や酪酸、プロピオン酸などの総称です。酢酸は酢に、酪酸とプロピオン酸はバターやチーズなどに多く含まれています。

短鎖脂肪酸は小腸の働きにとって大切な物質であるため、食べものに含まれる短鎖脂肪酸は小腸ですべて使われてしまいます。

もちろん、大腸も短鎖脂肪酸をたくさん必要としています。そのため、大腸では腸内細菌が短鎖脂肪酸をせっせと作り出しているのです。

短鎖脂肪酸を作るのは主に大腸なので、小腸の働きをよくするには、短鎖脂肪酸を多く含む食べものをとるとよいのです。

特に**酢に豊富な酢酸は、小腸を元気にする作用がある**ので、酢を使った食事をとることをおすすめします。

また、酢にはビフィズス菌のエサになるグルコン酸も豊富です。ビフィズス菌は善玉菌を代表する細菌ですが、グルコン酸を大腸に送ることによって、善玉菌を増やす効果が期待できるのです。

さらに、第5章で述べたように、1日大さじ1杯（15ミリリットル）の酢をとると、血圧を下げたり、血中のコレステロール値を下げる働きがあります。

この他、酢はカルシウムの吸収率を高める働きがあるため、加齢とともに骨が弱くなる骨粗鬆症《こつそしょうしょう》の予防にもなります。

酢は酢の物などの料理にしてとるのが一般的です。第6章で紹介した酢キャベツもその1つです。

キャベツが苦手な人は、酢タマネギがおすすめです。食べやすい大きさに切ったタマネギを少々の塩でもみ、それを酢に漬け込むだけで作れます。

最近は「そのまま飲める酢」も販売されていますが、これらの商品は飲みやすいように、食品添加物や合成甘味料が加えられていることがあるので注意してください。

それよりも、添加物を含まないリンゴ酢などのフルーツ酢をドレッシングのかわりに使用しましょう。

法則5

ホルモンの材料となるたんぱく質をとる

肉や卵、大豆製品など

ホルモンとは体のさまざまな働きを調節する物質です。体のあちこちで作られますが、腸で作られるホルモンもあります。

これまで何度か述べてきましたが、セロトニンもその1つです。腸で作られるセロトニンは、神経伝達物質の1つで、腸内細菌どうしの情報のやりとりをしています。

一方、脳にも2～3％のセロトニンが存在し、幸福感をもたらす働きをしているため、**「幸せホルモン」**と呼ばれています。

脳のセレトニンは腸で作られたものがそのまま脳に送られるのではなく、一歩手前の物質（前駆体）が腸で作られ、それが脳に送られて、最終的に脳のセロトニンとなるのです。

このセロトニンの材料になるのは、トリプトファンというアミノ酸です。肉や卵などのたんぱく質は、体内でアミノ酸に分解されて吸収されます。つまりたんぱく質をとらないと、ホルモンが作れなくなってしまうのです。

たんぱく質は肉や卵、魚、大豆製品などに多く含まれていますから、いずれかの食材から積極的にとるようにしましょう。

肉の１００グラムあたりのたんぱく質含有量は肉の種類や部位によって異なりますが、おおむね20グラム前後です。魚ではサバが１００グラムあたり約20グラム、木綿豆腐１丁（３００グラム）も約20グラムで、卵は中玉（Ｍサイズ）で約７グラムとなっています。

たんぱく質は必須栄養素ですが、体重１キログラムあたり１グラムのたんぱく質を毎日とらなければなりません。つまり体重60キログラムの人であれば、１日60グラム以上のたんぱく質が必要ということになります。

たんぱく質は筋肉の材料でもあるので、不足すると筋力低下をまねきます。よく高齢者では肉を嫌ってあっさりしたものを食べる傾向がありますが、たんぱく質が足りないと、筋力がどんどん低下して、それがきっかけで寝たきりになってしまうこともあります。たんぱく質はしっかりとるようにしましょう。

法則6

体によい油をとる

魚油やえごま油、アマニ油など

脂肪（脂質）は、炭水化物、たんぱく質と並ぶ3大栄養素の1つです。脂質は体を動かすエネルギー源になるほか、腸などの細胞膜を作るために用いられます。食べものに含まれる油脂は動物性の食品に豊富な飽和脂肪酸と、魚介類や植物に多く含まれる不飽和脂肪酸に大きく分けられます。

不飽和脂肪酸には、オメガ3系脂肪酸、オメガ6系脂肪酸、オメガ9系脂肪酸がありますが、オメガ3系とオメガ6系は、体内で合成できないため、必須脂肪酸と呼ばれています。つまり食事で摂取しなければならない大事な油なのです。

オメガ3系は、細胞膜をやわらかくして、炎症を抑える働きがあります。一方、オメガ6系は細胞膜を強くしますが、同時に炎症をうながす働きがあります。そのため、炎症を防ぐにはオメガ3系とオメガ6系のバランスが大事なのです。

オメガ3系とオメガ6系の理想のバランスは1対4といわれています。しかし現代人の食生活はオメガ6系に偏りがちです。具体的にいうと、炒めものや揚げものなどに用いられるサラダ油、コーン油、ヒマワリ油、大豆油などはオメガ6系の油です。

逆に、**オメガ3系の油は意識しないとなかなか摂取できません。**というのは、オメガ3系は**マグロ**や**サバ**、**サンマ**、**イワシ**などの**魚油**、食用油では**えごま油**や**アマニ油などでしかとれない**からです。

日本人が魚をたくさん食べていた頃は、オメガ3系が十分とれていたのですが、魚の消費量が減るとともに、オメガ3系が足りなくなり、オメガ6系とのバランスが悪くなってきました。

オメガ3系を補うために魚を積極的に食べるのもよいのですが、えごま油やアマニ油なら簡単に補給できます。

ただ、えごま油やアマニ油は加熱によって酸化しやすいので、生のまま摂ることをおすすめします。私は毎日、えごま油かアマニ油をスプーン1杯とるようにしています。サラダや青菜のおひたし、温野菜、みそ汁、納豆などにかけて食べると、料理にコクが出ておいしく食べられます。

法則7

発酵食品をとる

みそや納豆、ぬか漬け、ヨーグルトなど

日本には伝統的な発酵食品がたくさんあります。具体的にいうと、みそ、しょう油、納豆、漬けもの、酢、みりん、カツオ節、日本酒などはすべて発酵食品です。

発酵食品は麹菌や納豆菌など、さまざまな菌によって作られます。日本人の腸には、昔からこの種の菌がいました。もちろん私たちの周囲にもいます。この種の腸内細菌の持ち主から出た菌たちです。

発酵食品に用いられる菌は、腸内細菌に働きかけて、腸内フローラを改善する働きがあるので、積極的に食べてほしいのです。

最近は、昔に比べると発酵食品の摂取量が減っています。また菌がいない「ニセ発酵食品」も増えています。

実は**スーパーなどで売られている漬けもののほとんどは菌がいません。**店に並べて

いる間に発酵が進まないようにするためで、漬けものっぽい味にするために食品添加物が用いられています。**これでは腸内環境が逆に悪化してしまいます。**

ぬか漬けを自宅で作るのは大変ですが、最近は、ぬかに水を注ぐだけでできるぬか漬けセットが売られているので、そういったものから始めてもよいでしょう。

一方、欧米の代表的な発酵食品の1つがヨーグルトです。ヨーグルトには乳酸菌の他、ビフィズス菌も豊富ですが、それらの菌は胃酸に弱く、9割が腸に届く前に死んでしまいます。

しかし菌が死んでも、その菌の死骸が仲間の菌を増殖させるエサとなるため、結果的には腸内フローラを改善させることになります。

ただしヨーグルトは人によって相性があります。今食べているヨーグルトが自分の腸に合うかどうかは、2週間食べ続けてみるとわかります。もし変化がないのであれば、他のヨーグルトを試してみましょう。

50歳を過ぎると腸が欲する
食べものが変わってくる。
炭水化物は少なめにして
週2回は肉を食べるのが理想

50歳を過ぎたら糖質は控えめに

第3章で、人間の体は50歳前後を境にメインエンジンに変えなければならないということを述べました。

簡単におさらいすると、40代までは糖質からエネルギーを作り出す**解糖エンジン**、50代からは酸素を使ってエネルギーを作り出す**ミトコンドリアエンジン**がメインになるように切り換えなくてはならないということです。

しかし50歳を過ぎても、若い頃のようにご飯やうどんなどの炭水化物をたっぷり食べていると、解糖エンジンが働いてしまうため、ミトコンドリアエンジンをメインにすることができません。そのため、私は50歳を過ぎたら炭水化物を控えることをすすめているのです。これは第3章で述べたように私自身も実践しています。もちろん、今も続けています。

1日3回の食事で炭水化物を均等に減らしてもよいのですが、主食のご飯が目の前にあると、どうしても食べ過ぎてしまいます。そこで私は、**主食のご飯は1日1回だ**

けにすることをすすめています。

その際、白米ではなく**玄米や五穀米にするのもおすすめ**です。玄米や五穀米は消化吸収に時間がかかるため、血糖値が急激に上がりません。肥満の原因となるインスリンの分泌も少なくなるので、肥満の予防にもなるのです。

なお野菜を先に食べて、肉や魚などの主菜、最後に主食を食べるのも、血糖値の急上昇を防げます。これは野菜の食物繊維が先に腸に入ることによって、消化吸収を遅らせるためです。第6章で紹介した食前キャベツも同じ考え方です。

50歳を過ぎてから炭水化物を控えると、私のように体調がよくなるのを実感できるはずです。なぜなら、それが腸が求めている食べ方だからです。

50歳を過ぎたら週に2回、肉を食べよう

高齢になると肉を食べなくなる人がいますが、**腸の声に従えば、体は肉を欲しています。長生きしたいと思っているなら、なおさら肉を食べたいはずなのです。**

私たちの体の主成分はたんぱく質です。たんぱく質は20種類のアミノ酸を合成して

作られますが、そのうち9種類は体内で合成できないため、食べものからとるしかありません。ちなみに、幸せホルモンの材料となるトリプトファンも、体内で合成できない必須アミノ酸の1つです。

肉をすすめるのは必須アミノ酸のバランスがよいからです。牛肉、豚肉、鶏肉、羊肉（ジンギスカンで食べるラム肉など）は、いずれもアミノ酸のバランスがとてもよく整っています。嫌いな肉は無理して食べる必要はありませんが、好きな肉があるなら、週2回は食べることをおすすめします。私自身も週2回は牛肉のステーキを食べる日を設けています。

ただし、**肉はたんぱく質の他、悪玉菌のエサになる脂肪も多いので食べ方の注意が必要**です。

それは肉を食べるとき、**たっぷりの野菜を一緒に食べること**です。105歳まで生きた日野原重明先生とは、ステーキをご一緒したことがありますが、日野原先生も野菜をたっぷり食べることを心がけていました。

野菜を一緒にとると、食物繊維が善玉菌のエサになるため、悪玉菌の異常繁殖を防いでくれます。とんかつ定食にキャベツが必ずついているのもこのためなのです。

ステーキなら、ファミレスがおすすめです。私もおかわり自由のサラダバーがあるファミレスで、ステーキとたっぷりの野菜サラダを食べています。

好きな人と食事をすると、腸は元気になる

この章では腸を元気にする食べ方の7つの法則、そして50歳を過ぎた人の食べ方について説明しました。

そして最後に、とても大事なことをお話しします。それは**嫌いな人と一緒に食事をしない**ということです。

腸という臓器はバカ正直でウソがつけません。例えば、好きな人となごやかに食事をしていると、腸はリラックスして、働きもよくなります。

逆に嫌いな人と食事すると、腸が緊張して働きも悪くなります。ヘタをすれば、緊張やストレスで消化不良を起こし、お腹を壊してしまうことすらあります。

このように一緒に食べる人との相性は、腸にとってもとても大事なことなのです。普段から相性のよい人と食べていれば、腸内フローラは健全に保たれます。

逆に普段から相性の悪い人と食べていると、腸内細菌のバランスが崩れ、腸内フローラが悪化してしまうのです。

このため私は、外でお酒を飲んだり、食事をするときは、気の合う人としか行きません。気が合わない人が相手では、よけいな気をつかったり、ストレスを感じるのは目に見えているからです。

気の合う人と大笑いしながらご飯を食べていると、自分の中で腸が喜んでいるのがよくわかります。

腸が喜ぶ食べ方をすると、太っている人は、自然にやせていきます。体脂肪の燃焼効率を高めるからです。

体脂肪になる脂肪細胞には、脂肪をためこみ肥満の原因となる白色脂肪細胞と、脂肪を燃焼させる褐色脂肪細胞があります。

実は**「おいしい」とか「楽しい」といった感情は、褐色脂肪細胞の働きを刺激することがわかっています。**1人で食べる人も、このような腸が喜ぶ環境で食べることをおすすめします。

あとがき

本書で述べたように、人は脳にだまされやすく、脳は欲望に満ちた臓器です。すぐ目の前にある快楽に流されるため、生活が不規則になったり、不摂生をしたりします。体によくない食べものを求めるのもその1つです。特に脳は欲望が発生すると、甘いものなど、とりすぎると体に悪いものでも、際限なく求めてしまうのです。

これに対して、腸は欲にとらわれることなく、日々の自分の仕事を淡々とこなします。自分にとって必要なものだけを求め、それ以上のものは欲しがりません。だから腸が求めるものだけを食べていれば健康になれるのです。

今の「腸活」ブームはこの視点が抜け落ちています。100人いれば、100人の腸があります。1人ひとりの腸が求めるものは同じではありません。

マスコミなどで「腸によいといわれている食品」も、すべての人の腸によいとは限りません。**「腸活の常識」は万人の常識ではない**のです。

それについては、私自身も経験しました。腸内細菌の専門家であるがゆえ、ブームになる何年も前から腸活を実践してきましたが、本書で述べたように、逆にお腹の調子が悪くなってしまいました。

「腸の声に従って生きる」と、自分の本で何度も述べてきたことと真逆のことをしてしまったからです。

しかしおかげで、腸を元気にするために、何をすればよいかがはっきりとわかりました。もう迷うことは決してありません。

腸はいつも、体のことを第1に考えています。例えば、腸は体によくないことが続くと、すぐに便秘や下痢などで不調を訴えます。

こうしたときこそ、自分が行っている腸活を疑ってみるよい機会なのです。自分の行っている腸活が正しいかどうかは2週間でわかります。本書を参考にして、あなたの腸に合った腸活を実践してください。

令和元年五月吉日　藤田紘一郎

著者

藤田紘一郎（ふじた・こういちろう）

1939年、旧満州生まれ。東京医科歯科大学卒業。東京大学医学系大学院修了、医学博士。金沢医科大学教授、長崎大学教授、東京医科歯科大学教授を経て、現在、東京医科歯科大学名誉教授。専門は、寄生虫学、熱帯医学、感染免疫学。1983年、寄生虫体内のアレルゲン発見で、小泉賞を受賞。主な近著に『一生病気にならない「腸健康法」』（三笠書房）、『病気にならない、太らない、若返る「腸」が喜ぶお酒の飲み方』（日本実業出版社）などがある。

参考文献

江田証著『なんだかよくわからない「お腹の不調」はこの食事で治せる！世界が認めた低 FODMAP 食事法』（PHP 研究所）

間違いだらけの腸活の常識

2019年6月5日　初版第1刷発行

著　者　藤田紘一郎
発行者　澤井聖一
発行所　株式会社エクスナレッジ
http://www.xknowledge.co.jp/
〒106-0032　東京都港区六本木7-2-26
問合先　編集 TEL.03-3403-6796　FAX.03-3403-0582
販売 TEL.03-3403-1321　FAX.03-3403-1829
info@xknowledge.co.jp